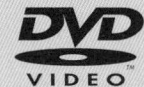

動画でわかる
褥瘡予防のための
ポジショニング

編著 田中マキ子 山口県立大学 看護学部

中山書店

序　文

　本書「動画でわかる　褥瘡予防のためのポジショニング」は，看護技術・ケアの進歩と深化を願い，またそれを多くの仲間たちと語らうためのものがつくれればという思いから，執筆しました．

　褥瘡ケアにおいてその成果は，私たち看護師が日々行っている実践・ケアの質がそのまま反映された形で，患者さんの創部に如実に表れます．的確な治療やケアが行われれば褥瘡は治癒へ向かい，何かが足りなければ褥瘡の状態は変わらない，もしくは悪化していきます．

　このことは，本書で取り上げる「ポジショニング」においてもいえます．ポジショニングは褥瘡予防ケアと位置づけられますが，そのケアの質は，褥瘡の発生，あるいは褥瘡の拡大やポケット形成，創辺縁の異形などといった目に見える色や形として表れます．これは，「個々の患者のニーズに合致した安楽の追求」などといった見た目には表しにくい看護ケアとは異なるところであり，看護師の力量が，はっきりと，客観的に評価されることを意味しています．

　筆者はこれまでに関わってきた臨床の状況を鑑みて，ポジショニングケアの質の向上のためには，何が良くて何が悪いのか，また何を目指せばよいのか，そのためにどのような工夫が必要かなどを整理することが必要だと考えました．そこで本書では，まず，これまでに行われてきた体位変換ではなくポジショニングと捉えることの意義についてまとめ，具体的にポジショニングのためにどのようなアセスメントが必要か，実践に用いる道具の評価とその用い方を解説し，さらに変形・拘縮のある臨床例での検証を試みました．これらの理解を深めるために，実際に身体にかかる圧迫やずれなどのデータを示し，できるかぎり科学的根拠に基づいた看護実践の方法を示すように努めました．また，単にデータに基づく基本事項の確認にとどめず，それらを患者さんに応用させたときにどうすればよいかといった臨床実践を意識した構成にしたつもりです．

　しかし，本書が完成に近づくにつれ，「ポジショニングの基本的内容を十分に述べることができただろうか」「事例をもっと盛り込んだほうがよかったのではないか」など，不安と欲張りな思いが大きくなっていきました．

　ポジショニングケアにおいては，難しい事例の検討はもとより，枕の形や数の検討などといったことまで，取り組むべき課題は山積しています．本書の内容がポジショニングケアに関する臨床の課題解決にどのように役立つか，あるいは何が不足しているかについて，多くの仲間と語り合うことができればうれしく思います．さらに，臨床課題について，仲間たちと研鑽を積みながら，解決していけることを願っています．

　最後に，本書刊行のために休日返上でつきあっていただいた中山書店の編集部の皆さん，撮影や編集などでご支援をいただいた多くの方々へ厚く感謝申し上げます．さらに，患者さんの撮影においてご協力いただいた済生会山口地域ケアセンター前主管松田カツコ様，スタッフの皆様，そして3人の患者様，モデル役の岩本直子様にも厚くお礼を申し上げます．そして，原田産業株式会社の金子様には貴重な文献をご紹介いただき，株式会社モルテン様にはデータ収集において力強いご協力を賜りましたことに深謝いたします．

2006年8月

田中マキ子

CONTENTS

序文 iii

第1章　ポジショニングとは何か

1 ポジショニングとは何か 2

第2章　褥瘡患者のポジショニングに必要なアセスメント

1 何をアセスメントするのか 10
2 褥瘡患者の寝床環境の考え方 13
3 寝床環境のアセスメントに必要な視点 16
4 アセスメントの進め方 20

第3章　ポジショニングに用いる必要物品の理解と選択

1 体圧分散寝具・用具に対する看護師の認識 24
2 体圧分散寝具の種類による効果の違いと選択法 30
3 体圧分散用具の種類による効果の違い 40

第4章　ポジショニングの援助技術

1 体位変換時に生じるずれと圧のメカニズム `DVD▶①〜⑤` 50
2 ポジショニングの技術　仰臥位から30度側臥位 `DVD▶⑥` 60
3 ポジショニングの技術　仰臥位から完全側臥位 `DVD▶⑦` 70
4 ポジショニングの技術　拘縮位への対応 `DVD▶⑧` 78
5 ポジショニングの技術　仰臥位から腹臥位 85
6 車椅子使用時のポジショニング `DVD▶⑨〜⑩` 89

第5章 ポジショニングの実際

1 右膝に拘縮があるが緩やかな動きのある患者のポジショニング **DVD▶⓫** 98
2 左半身への意識が強く，体位が変形する患者のポジショニング **DVD▶⓬** 104
3 四肢拘縮があり自動運動のない患者のポジショニング **DVD▶⓭** 110
4 症例を通じて見えてきたポジショニングケアの共通性・普遍性 116

索引 120

※ **DVD▶●** の付いている項目は付属のDVDにて動画を見ることができます．

第 1 章

ポジショニングとは何か

「褥瘡予防のためのポジショニング」を展開していく前に，まず本章で，ポジショニングとは何かについて明らかにしたい．

看護師にとって「ポジショニング」という言葉はなじみがあり，何となく理解している内容のように思える．しかし，"具体的に何か"と問われると，なかなか答えにくいのではないだろうか．

ここでは，ポジショニングの定義を明らかにし，褥瘡予防のためにどのような対象にポジショニングを施行するのがよいか，また施行時にはどのような点に留意しなくてはならないのかなど，臨床での実践を支えるための基本事項について述べていく．

1 ポジショニングとは何か

ポジショニングの定義

ポジショニングの定義については,「看護介入分類」[1]に示されている内容が的を射ていると考える．それによるとポジショニングは,「患者を安楽にし，皮膚損傷のリスクを減少させるため，また，皮膚統合性を促進し，治癒を促すために，患者や患者の体の一部を動かすこと」とある．

また「看護介入分類」のラベル定義では，ポジショニングを「体位づけ」(生理的安寧，そして，または心理的安寧を促進するために，患者または身体部分を熟考のうえ位置づけること) としている[2]．これは,「対象の心理・身体面を熟考し，安楽・安全を考慮して位置づけること」と要約できる．

褥瘡予防とポジショニング

褥瘡は，一定の場所に，一定以上の圧力が，一定時間以上加わり続けることにより，局所皮膚の血流が途絶え，阻血性の壊死が生じて発症する皮膚潰瘍である[3]．その発生においては，末梢循環を障害する時間の長さが関連してくる．同一部位への持続圧迫（末梢循環の障害）時間は，2〜3時間が問題になると考えられている．

末梢循環を障害する一番の原因は，末梢循環を改善させるための「動き」がないことである．褥瘡発生リスクの高い患者の場合，意識がない，栄養状態が悪く体力がない，麻痺や拘縮があるなどといった「動き」が制限される要因をもっている．意識がない場合，体位を変える際に自分の手足を自然な形状や状態に維持する能力が障害される．

麻痺や拘縮がある場合には，四肢が過度に伸展したり，ねじれたりして，血管の閉塞や血流障害を引き起こすこともある．つまり，褥瘡発生リスクの高い患者は，健康な状態であれば行える正しい身体アライメント（体軸の並び）を調整する機能が失われるために，バランス反応，なめらかで調和のとれた動作，正常な姿勢緊張が障害[4]され，異常動作となりやすい．したがって褥瘡予防のためには「動き」への介入が必要となるが，その方法として有用と考えられるのがポジショニングである．

ここで，前述した定義に照らし合わせて，「褥瘡予防のためのポジショニング」を定義づけてみると，以下のようになる．

「動けないことにより起こる様々な悪影響に対して予防対策を立てること，自然な体軸の流れを整えるとともに，安全・安楽の観点から体位を評価し，現状維持から改善に役立つよう，体位づけの管理を行うこと」．

「安全・安楽の観点」とは，身体的・心理的・社会的な側面から捉えられることになる．対象となる患者の背景や問題がそれぞれ異なるのと同様に，麻痺や拘縮などを起こした場合に獲得していく異常動作もそれぞれ異なる．したがって，介助者側には全人的な観点からの評価が重要となる．

そのため，褥瘡予防のためのポジショニングでは，基本を踏まえながらも，最終的には患者個々の安全・安楽に応じた方法を確立していかざるを得ない．その際には，個々の患者の体力，機能，くせや希望など，種々の要因を配慮しながら進めていかなくてはならないことを忘れてはいけない．

褥瘡予防のための ポジショニングの対象

褥瘡発生リスクの高い患者には，基本的にポジショニングを行うべきである．そこでここでは，褥瘡発生リスクを整理し，ポジショニングが必要な対象についてまとめる．

褥瘡発生リスク

褥瘡発生リスクとしては，まず，Bradenらの褥瘡発生要因概念図（図1）にある「圧迫」「組織耐久性」（外的要因・内的要因）の原因となる項目[5,6]の異常があげられる（たとえば「圧迫」では，「可動性の低下」「活動性の低下」「知覚の認知の低下」がある）．

また，大浦らは，日本人固有の特徴として，「病的骨突出」と「関節拘縮」の有無の重要性を指摘している[7]．これらは，臨床でもよく経験する例であるが，褥瘡発生リスク要因に関する調査研究[8]でも抽出された項目であり，重視するべきものと考える．

さらに，2002年10月より診療報酬上に登場した「褥瘡対策未実施減算」で使用されている「褥瘡対策に関する診療計画書」にある褥瘡発生リスク要因の「褥瘡の既往」[9]と「浮腫」[9]も押さえておくべきものといえるだろう．

ポジショニングを行う対象のスクリーニング

これらを踏まえて，ポジショニングの対象となる患者の抱えるリスクを図2のようにまとめた．具体的には，ブレーデンスケール[6]やOHスケール[7]，診療計画書[9]の内容を，状況要因・身体要因・環境要因から整理した．

たとえば状況要因の「現在の状態」「入院中の活動制限の有無」とは，麻痺などがあるかどうか，入院後に検査などで強制体位をとる計画がされているかどうかなどを示す．麻痺の有無を取り上げるのは，麻痺の場合，日常の基本動作のなかで「ずり上がり」が起こるなど，確立された自立生活のなかにすでに褥瘡に通じる要因が潜んでいるといえるからである．

しかし，この「麻痺」は上記以外に，当然ながら身体要因の「可動性・活動性の低下」や状況要因の「日常生活自立度」とも関連してくる．

このようにリスク要因は，状況・身体・環境の要因内，また要因間での重なりがあることがわかる．しかし，対象のスクリーニング段階においては，ポジショニングの必要な患者を取りこぼさないことを重視すると，少々の重なりは必要と考える．そのため，ここでのリスク該当者はポジショ

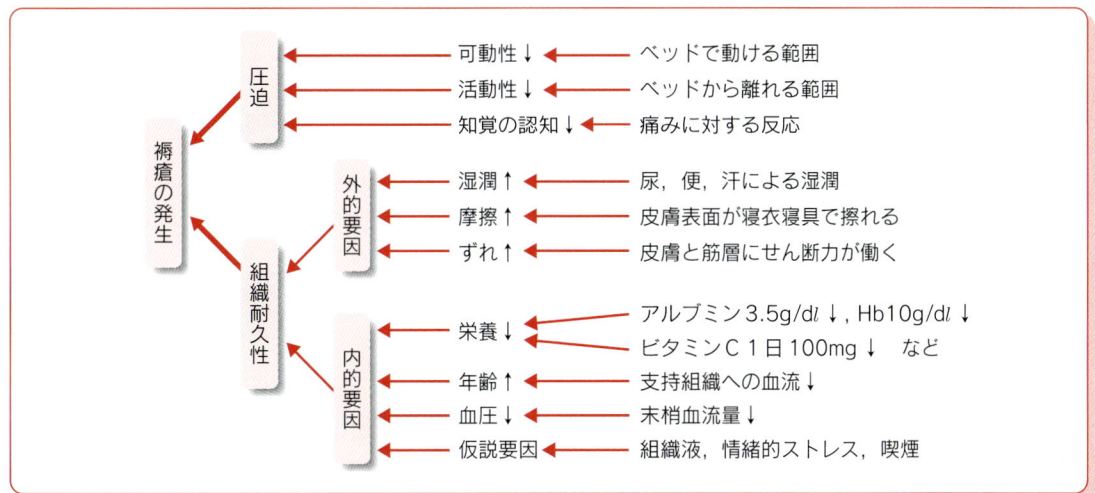

図1　褥瘡発生要因概念図
（Bergston N, Braden BJ：The Braden Scale for predicting pressure sore risk. Nurs Res 1987；36（4）：205-210.[6] より）

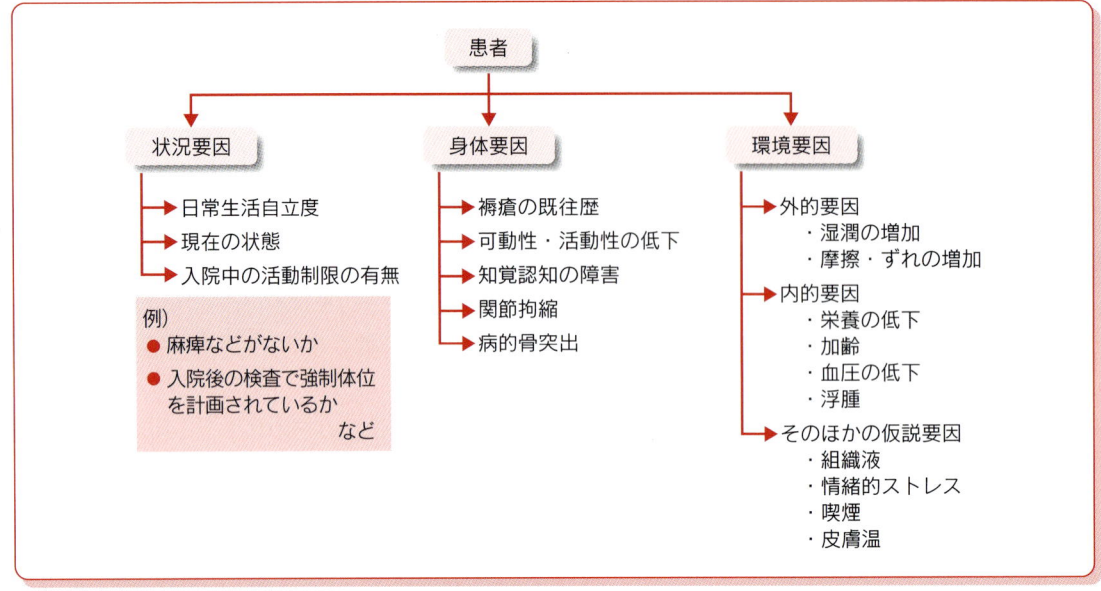

図2 褥瘡予防のためのポジショニング対象のリスク要因

ニングを開始するべき対象者と考えるべきだろう．

ポジショニングと体位変換の違い

次に臨床現場でよく用いられている体位変換とポジショニングとは何が異なるかについて述べる．それにより，ポジショニングの良いところ，ポジショニングがなぜ必要かについての理解を促したい．

体位変換の目的と限界

体位変換の目的は，**表1**のようにまとめられる．これを見ると，体位変換は総合的なケアであること，つまり看護ケアのみならず診療の補助介助業務の一端を示すものであることがわかる．

看護のテキストでは，体位変換は「移動ケア」として取り上げられており，「人が動く」あるいは「人を動かす」ときの基本方法がまとめられている．そして，人を動かす際の留意点と効果について示されている．

しかし，具体的な課題を抱えた患者の場合，体位変換では方法のバリエーションを欠いていた

表1 体位変換の目的

1) 安楽な体位をとる
2) 同一体位での圧迫による障害を避ける
3) 同一体位による筋の萎縮・機能低下を予防する
4) 循環器を刺激し，静脈血栓症や褥瘡あるいは四肢の浮腫を予防したり，症状を軽減する
5) 肺の拡張を促進する
6) 気道の分泌物を排出しやすくする
7) 看護や診察・治療・検査に必要な体位をとる

(氏家幸子ほか：基礎看護技術．第6版．医学書院；2005. p.57-58. より)

り，使用物品やその使用方法，観察・評価の視点などが希薄になりやすいことが指摘できる．実際に看護師が麻痺や拘縮のある患者に行う体位変換に確信がもてないのも，このような応用性の乏しさによるものと考える．

ポジショニングの目指すところ

一方，ポジショニングでは，体位変換における「人を動かす」ことの基本を踏まえたうえに，対象者個々の特徴や課題を加味し，具体的介入によりその改善を目指す．

ポジショニングの定義「体位づけ」の意味するところは深い．その患者における最大効果を目指

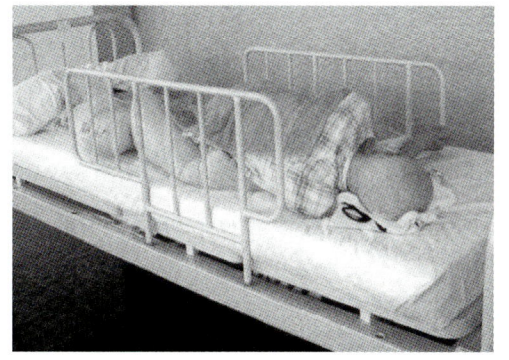

　この患者の体位は，腹臥位療法を行う過程でとったものである．右半身に軽度の拘縮があったので，一気に腹臥位にすることはせず，半腹臥位から段階的に進めていった．初日には緊張も強かったが，半腹臥位（右側臥位）をとったことで，多量の痰が排出された．それ以来，「痰排出器」と言い，みずから好んで拘縮のある右側臥位をとるようになった．
　腹臥位を行う際も，看護師が少し右肩を支え浮かすようにすると，緊張は減弱し，スムーズに右手を抜くことができた．

図3　異常動作の常態化，体位づけの例

して熟考・評価したなかで体位や動作を選択すること，その体位や動作は（障害に応じて）新たに獲得される異常動作（健康・正常な時とは異なった動作）であるが，それらを常態化させる（普通の状態に受け入れる）こと，さらに体位づけて（身につけて）いくことが含まれる（**図3**）．

　またポジショニングには，教育的側面もある．体位づけの過程のなかで，患者や家族，さらに我々医療職者も教育されていかなくてはならない．

　そのためにも，体位決定の際の情報収集や分析は細かく行われる必要がある．そして情報をケア実践に吸収させ，さらに評価されるケア効果を示していかなくてはならない．なぜならば，そのような実践がなされなければ，患者や家族に，異常（これまでとは異なった状態）の受け入れや，少しでもよい状態あるいはこれまでの（健康・正常時の）状態にもっていけるよう意識づけることなどが難しくなる．

　こうした視点をもち備えるのがポジショニングであり，そこが体位変換との大きな役割の違いであると筆者は考える．

ポジショニングの優位性

　たとえば，片麻痺患者に遭遇したとき，私たち看護師はまず何を，どこを観察するだろうか．麻痺のレベルや関節への影響などだろうか．そして次に，その患者にどのような体位をとらせるだろうか．体位変換では，麻痺側を下にする体位は選択せず，仰臥位から健側へ体位を変える計画をするだろう．しかし前述のように，体位変換のバリエーションは少ないため，いずれは種々の理由から，やむなく麻痺側への体位変換も計画せざるを得なくなるかもしれない．このようなときに，どのように対応するのがよいだろうか．

　麻痺側への体位はなぜいけないのか．その理由は，脱臼を起こしやすい，麻痺のために循環不良がある，筋緊張の低下のために体位として安楽を期待できないなど，いくつもあげられるだろう．

　麻痺側への体位を検討する際には，上肢の観察を行うことが重要となる．麻痺側であっても，患者は上肢をもち上げようとするか，もち上げようとするときに肩甲骨は挙上できるか，肩関節は外転・外旋するか，肘関節は屈曲するか，前腕は回

外するかなど，患者のあげようとする上肢の部位や機能を見極めることが必要である．こうしたアセスメントを行い，これ以上の機能低下や状態悪化を起こさせない麻痺側下の体位が困難か否かを判断しなくてはならない．

ポジショニングでは，患者個々の異常動作に着目するとともに，その常態化（異常動作・異常状態の受け入れ）をどのように目指すことができるかという意識をもち，総合的かつ個別・状況的にアセスメントを行っていく．このアセスメント過程を経て，体位を厳選し，またその体位の有効性を評価していく．これがポジショニングの目指す域，あるいはポジショニングに必要とされている点であるといえる．

つまり，ポジショニングとは，患者個々の動きの可能性を広げる方法を確立していこうとするものといえる（図3）．

ポジショニングにおける体圧分散寝具・用具の役割

体位変換とポジショニングでは，体圧分散寝具やポジショニング枕の位置づけはどのように異なるのであろうか．

体位変換は，「人を動かす」ことに関連した安楽の維持と，「人が動かない」ことから発生する新たな障害を起こさないために行う予防的な意味合いが強いため，体圧分散寝具やポジショニング枕の素材・形状の吟味よりも「使用することの重要性」を強調している．

一方，ポジショニングでは，現状への対応として予防はもとより，異常動作の常態化や新たな体位づけの意味合いなども含め，「人を動かすために何が必要か」の視点が優位である．そのため，使用する体圧分散寝具やポジショニング枕についても数段階の評価を経て決定していく．患者の主要問題は何で，それに派生する課題は何かを考慮しつつ，まず患者の状態を最良とするための基本になる体圧分散寝具を検討し，次にそれにマッチするポジショニング枕の素材や形状，そして使用方法をどのようにするかを考慮していく．

つまり体位変換においては，体圧分散寝具やポジショニング枕は患者の変化過程に応じて必要とされるものであるが，ポジショニングでは，患者の変化過程をも左右するものとして最初の段階から必要とされる「必須アイテム」と位置づけられる．

ポジショニングの進め方

ポジショニング施行前

これまで述べてきたように，ポジショニングでは，ポジション（体位）の選択や体位づけの理解が重要となる．

それらは基本的には，看護過程の問題解決思考に沿って進めていくことが可能である．図4は，ポジショニングを決定する過程を，問題解決思考に基づいて示したものである．ここで重要なのは，問題の明確化である．ポジショニングを行ううえでどのような問題が存在するか，あるいは潜在する可能性があるのかなどを情報収集により明らかにしていく．

このときに，患者だけでなく家族からも情報収集することが重要である．その際，ベッドサイドでの家族の付き添いや退院後の生活などを想定した情報収集が求められる．さらに，家族への教育を意識したかかわりも怠ってはならない．この段階における情報収集は，「ポジショニング施行前のアセスメント」に位置づけられる．アセスメントの詳しい内容を表2に示す．

ポジショニング施行時

患者や家族の問題が明確になったら，次にそれらを踏まえながら最適なポジショニングを決めていくことになる．その際には，実際に体位づけを行いながら検討・評価する．

ここでの検討は「ポジショニング施行時のアセスメント」（表3）と位置づけられる．このときに，ポジショニング自体に伴う問題と，それを患者に照らした際に生じる問題，この双方の問題に対する観点を行きつ戻りつしながらアセスメントして

表2 ポジショニング施行前のアセスメント内容

主観的情報	客観的情報
〈患者〉 ● 「動き」に対してどのような認識をもっているか ● 動かしづらい部位，動かせる部位はどこか ● 好きな体位 ● 痛みの部位や場所 ● どのようなときに，あるいはどのようにしたら痛むか，不快か 〈家族〉 ● 体位変換への協力度 ● よくとる体位 ● マットレスや補助具の考え方 ● 経済面での課題	〈患者〉 ● 意識レベル，認識レベルの評価 ● 身体各部の状態評価（麻痺，拘縮，筋力，関節可動域，骨突出，浮腫など） ● 身体機能の状態評価（呼吸状態，主要関節の自動運動） ● 部分圧測定 ● 環境評価（基本マットレス〈体圧分散寝具〉，ポジショニング枕〈体圧分散用具〉） ● 体力，ポジショニングへの協力の程度の評価 〈家族〉 ● ポジショニングに関する理解 ● ポジショニング遂行能力の評価

表3 ポジショニング施行時のアセスメント内容

ポジショニング自体に伴う問題点	対象者の反応
〈目的理解〉 ● ポジショニングの目的理解とそれを障害する要因の抽出 ● 対象者の身体機能の評価と禁忌事項の理解 〈方法〉 ● 身体各部の安全確保がなされた手技の有無 ● 無理な進め方をしていないか ● 体位を変更する際，ログロール・テクニック（丸太転がし）を使用しているか[10]（p.115 Column参照） ● 目的とする体位が安定しているか ● 身体各部が容易に観察できるか ● ポジショニング枕の挿入の仕方（使い方）は妥当か ● ポジショニング枕の挿入後，身体の浮きはないか ● ポジショニング枕などを使用することで現存能力（自動運動）を障害していないか ● 2時間後の状態評価を行っているか ● 時間経過に伴い，体軸が歪まないか 〈環境〉 ● マットレス（体圧分散寝具）の硬さなどはどうか ● 使用するポジショニング枕の形状・大きさ・素材はどうか	〈安楽〉 ①身体面 ● 苦痛表情の有無 ● 苦痛発言の有無 ● 血圧などの異常変化 ● 体軸の歪みや流れの不自然さ ②精神面 ● 体位変更後の対象者の落ち着き 〈安全〉 ①身体面 ● 部分圧迫が回避できているか，身体接触がないか ● 残存機能の障害の有無 ● 部分圧が正常範囲内に落ち着いているか ● 寝具や寝衣の不要なよれなどがないか ②精神面 ● 不安げな表情や発言の有無 ● 呼吸状態の平静 〈社会面〉 ● ベッド上のきれいさと機能性の確保 〈家族〉 ● 家族の不安げな表情／満足な様子 ● 方法の理解と協力の程度

表4 ポジショニング施行後のアセスメント内容

安楽性	安全性
〈身体面〉 ● 身体の部分に疲労感を生じていないか 〈精神面〉 ● 体位に慣れていけそうか	〈身体面〉 ● 圧迫の可能性のある部位に，新たな発赤やうっ血が観察されないか 〈精神面〉 ● 施行者並びに医療従事者への信頼が得られるか

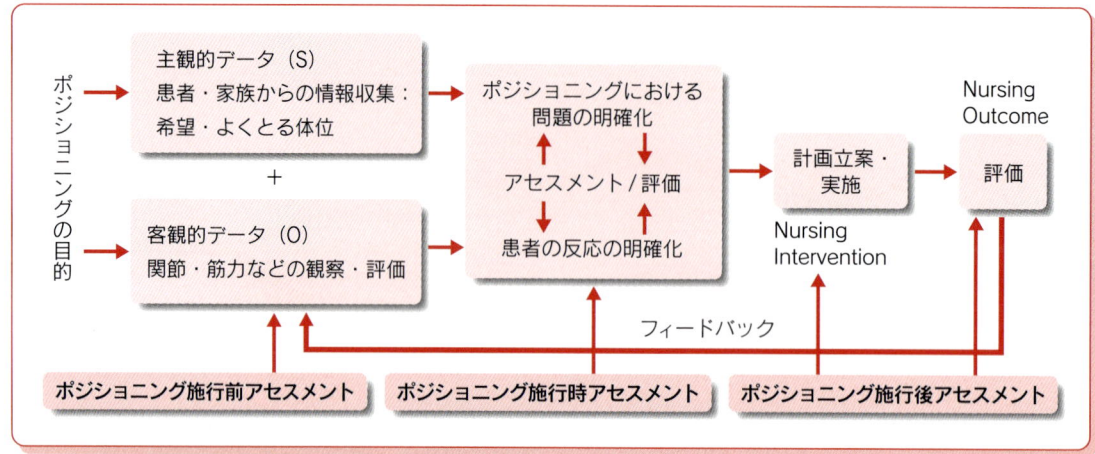

図4　問題解決思考に基づくポジショニング決定プロセス

いく．

患者の反応については，安楽・安全・社会的側面からアセスメントを行う必要がある．家族に対しては，施行前のアセスメントと同様に，ポジショニングをどのように受け止めて，みずからの課題としているかを把握しなくてはならない．そうしないと退院後の生活に支障を来たすほか，入院中でも何かの拍子に体位が崩れたときに，適切な行動がとれないことが予測される．

ポジショニング施行後

ポジショニング施行後には，ポジショニングにより目標に到達しているか否かを具体的に評価する必要がある．また「褥瘡予防」という視点からは，行ったポジショニングにより新たな褥瘡を発生あるいはそのリスク要因が出現しないかの評価も重要である．

これは「ポジショニング施行後のアセスメント」（**表4**）に位置づけられる．

そして，これらの「施行前アセスメント」「施行時アセスメント」「施行後アセスメント」は常に互いにフィードバックされることにより，より望ましいポジショニングケアとなるよう研鑽されなくてはならない．

文献

1) グロリア M. ブレチェク，ジョアン C. マクロスキー編，早川和生監訳：看護介入―NICから精選した43の看護介入．第2版．医学書院；2004．p.95．
2) 前掲1），p.598．
3) 宮地良樹，真田弘美編著：褥瘡のすべて．永井書店；2001．p.1．
4) P.M.デービス著，富田昌夫訳：Steps To Follow―ボバース概念にもとづく片麻痺の治療法．シュプリンガー・フェアラーク東京；2001．p.27．
5) 前掲3），p.7．
6) Bergstrom N, Braden BJ：The Braden Scale for predicting pressure sore risk. Nurs Res 1987；36(4)：205-210.
7) 大浦武彦，堀田由浩：日本人の褥瘡危険要因〔OHスケール〕による褥瘡予防．日総研；2005．p.35-39．
8) 大浦武彦ほか：平成12年度報告　厚生科学研究費長寿科学総合研究事業―褥瘡治療・看護・介護・介護機器の総合評価ならびに褥瘡予防に関する研究（H10―長寿―012）．2001．
9) 日本褥瘡学会編：褥瘡対策の指針．2002．p.8．
10) 前掲1），p.98．

第2章

褥瘡患者のポジショニングに必要なアセスメント

　ポジショニングでは，患者の安全性・安楽性が重視される．そのため介助者には，総合的視点からアセスメントを行い，患者の特徴や状態に合わせた個別性の高いケアを選択することが求められる．

　本章では，ポジショニングに必要なアセスメントについて，患者要件と患者の環境（寝床環境）の視点から具体的に解説していく．

1 何をアセスメントするのか

患者要件のアセスメント

まず，患者要件についてアセスメントすることが重要である．個々の患者へのポジショニングを考慮する際には，以下の要件をチェックポイントとして，常に頭の中に入れておく必要がある．

1) 痩せ
2) 関節拘縮
3) 浮腫
4) 身体的特徴（意識レベル・禁忌条件）

これらの患者要件について，常に安全性・安楽（安定）性の観点から検討することが求められる．具体的にどのような事項をアセスメントするかを**表1**にまとめる．

このように患者要件が加味されるからこそ，ポジショニングは一律に行えるものではなく，患者の特徴や状態に合わせた個別性の高いケアと位置づけられることになる．つまり，**表1**の内容の理解・評価が行えない場合，個々の状態に即したポジショニングが行えないとも言及できる．

患者の環境（寝床環境）のアセスメント

一方，ポジショニングでは，患者の環境のアセスメント，つまり臥床していることにより生じる種々の要件に対する評価がとても重要になる．ここでいう環境とは，「寝床環境」ということができる．特に褥瘡患者においては，褥瘡発生の誘因となる要件を広く環境という観点からアセスメントすることが重要だといえる．

寝床環境とは

「寝床環境」とは，川口が述べる「寝床気候」[1]を発展させたものである．川口は，寝具を「敷き物」「掛け物」「枕」の3つに分け，それぞれに用いられている素材の検討（柔らかさと硬さ，通気性，支持性）と，これらの素材の寝具を組み合わせて寝た場合に起こる寝具内の気候的な変化について調べた．後者の"寝具内の気候的な変化"を「寝床気候」といい，身体への影響や寝心地などへの検討が重要と指摘している．

筆者は「寝床気候」を「寝床環境」と捉え，広い意味で使用している．「寝床気候」では，寝床内の温度や湿度，気流などといった快・不快や血流促進など身体に及ぼす影響を追求することができる．しかし筆者は「寝床気候」のみならず，褥瘡発生に関与する要因として明らかにされているずれや圧迫なども含めた「寝床環境」という広い捉え方をする必要があると考えている．たとえば，硬くなったご飯粒がベッド上に残っていたことから褥瘡が発生することがある．また，滑りのよい素材をシーツや寝衣・寝具に用い，ずれの発生を予防することも重要になる．このようなことから，患者の環境については，気候的な側面だけでなく，生活の場となるベッド上の環境を調整することが必要となるため，寝床環境として捉えたい．

寝床環境が褥瘡に及ぼす影響

褥瘡は，応力と時間による身体組織への影響から形成される．そのため，褥瘡予防・管理の観点から，寝具の「敷き物」の違いにより生じる支持性能に関係する寝心地や，「掛け物」との関係から起こる湿度の上昇による蒸れなどは無視できな

表1 患者要件のアセスメント内容

要件		具体的なアセスメント内容
痩せ	ポジショニング施行前	痩せ（骨の突出，筋肉がそげ落ちた状態）により，除圧と分散が障害されている箇所がないかをチェックする（図1）． 使用されているポジショニング枕の素材と体圧分散寝具が，痩せによる除圧と分散の障害を予防・改善できるものかを評価する．
	施行時	施行前アセスメントで問題が認められた箇所をカバーできる体位やポジショニング枕の使用が行えているかを評価する．
	施行後	体位の変更に伴う血流改善が期待できるか否かを評価する． 部分圧迫がないかを確認するとともに，気になる箇所は圧測定を行い（測定部位によっては微妙にデータが推移するが，一番悪いデータを採用する），安全性について評価する． 体位の安定性や安楽性について，患者の表情などから確認する．
関節拘縮	施行前	拘縮の程度を把握するとともに，拘縮により除圧・分散が障害されている箇所をチェックする（図2）． 拘縮による部分圧迫の有無をチェックする．
	施行時	新しい体位が拘縮部位へ与える影響について検討する． 拘縮の進行を少しでも予防する体位かどうかを評価する．
	施行後	体位の変更に伴う血流改善が期待できるか否かを評価する． 拘縮部位への負担はないか，痛みや不具合（患者にとっての苦痛）などがないかを評価する．
浮腫	施行前	浮腫の有無を確認する（図3）． 圧迫による浮腫か，疾患からの浮腫かを区別する． 浮腫による皮膚の脆弱の有無をチェックする．
	施行時	変更後の体位が圧迫により浮腫を増強させる可能性はないか，ずれを起こしていないかを確認する． 圧迫による浮腫がある場合，軽度の挙上など，治療的な側面を意識した体位を選択する．
	施行後	身体が重なることから生じる圧迫の有無を確認する． 体位の変更後の浮腫の程度を評価する．
身体的特徴（意識レベル・禁忌条件）	施行前	半身麻痺や呼吸器疾患などから，禁忌体位がないかを確認する． 意識レベルを確認し，体位の保持に与える要因を確認する． 　（例：意識レベルは低下していても体動が激しい場合には，固定力を強める体位を選択するなど）
	施行時	限られたバリエーションのなかで，最大に効果を高めるよう体位を確定する． 　（例：呼吸への影響と褥瘡予防への配慮が必要な場合には，呼吸への影響を優先的に考え，それに加えて褥瘡発生を予防できる体位にするなど，優先順位や要件ごとの包含関係を考慮する）
	施行後	全身状態を悪化させる方向へ影響していることがないかを評価する．また，褥瘡予防・改善への効果（除圧と分散）が十分であるかを評価する．

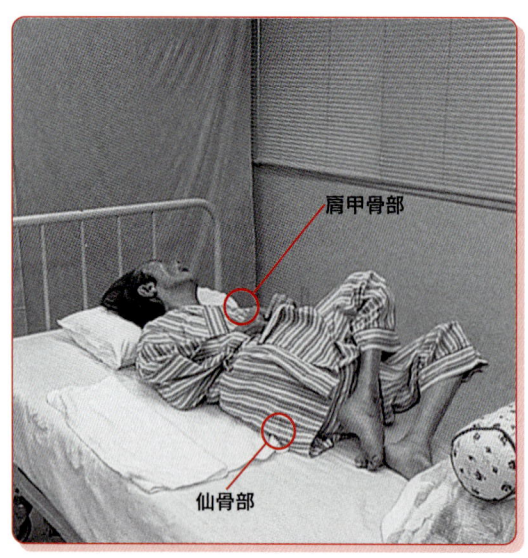

図1 痩せにより除圧・分散が障害されやすい箇所

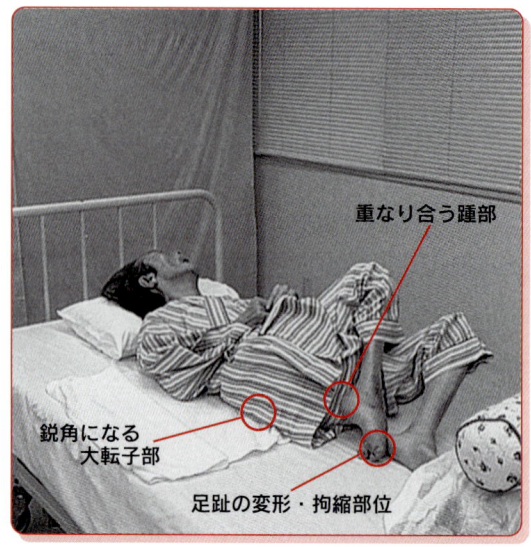

図2 変形・拘縮により除圧・分散が障害されやすい箇所

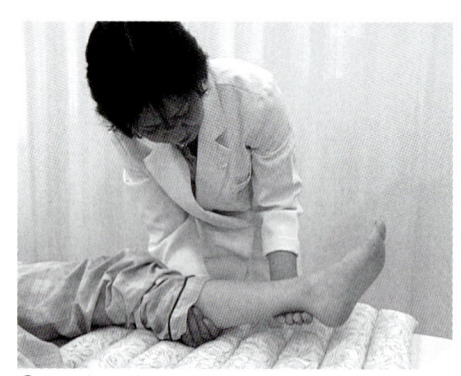

①下肢全体（足背も含む）の皮膚の張り，てかりの有無を観察する．

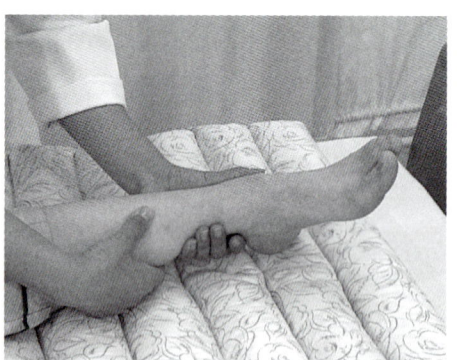

②頸骨前や足背を指で優しく，10秒以上押す．指を離してもくぼんだ状態がしばらく継続する場合，浮腫があるとみなす．

図3 浮腫の確認法

い．また，褥瘡発生患者やそのリスクの高い人は，健康な人以上にさまざまな問題（皮膚の脆弱・乾燥，栄養状態の不良，身体を自由に動かせない，知覚レベルの低下など）をもっていることがほとんどである．そこで，寝具などの安全性や機能性，さらには後述するようにみた目の美しさなども，寝床環境の重要な要件となってくる．

■文献
1) 川口孝泰：ベッドまわりの環境学．医学書院；1998．p.122.

2 褥瘡患者の寝床環境の考え方

褥瘡発生に関連する寝床環境要因

褥瘡患者の寝床環境をみていく際には,「機能」と「構造」の観点から考察することが合理的である.

機能からみた寝床環境

寝床環境における「機能」とは,身体への影響のことである.

私たちは睡眠中,無意識のうちに何度も寝返りを打つ.これは,体熱のこもりを改善し,体温の上昇を防ぐとともに,身体各部の末梢循環を維持するなどの生体防御機能である.

寝返りは,寝具の敷き物の硬さ・柔らかさに影響を受ける.敷き物が硬い場合は,局所にかかる圧の影響から寝返りが頻回となる.柔らかすぎる場合も,支持性が得られにくいために,身体の不安定感を解消しようとして,硬い場合と同様に寝返りの回数が増す.

健康な人は,こうした敷き物との関係において,身体への影響を感知し自然に対処しようとする能力があるので問題を起こすことは少ない.しかし,褥瘡が発生するような患者では,意識が清明でなかったり,麻痺などによる身体機能不全から,思うように寝返りなどによる対処が行えない場合がほとんどである.そのため,寝床環境の機能面での「敷き物」への工夫が重要となる.

構造からみた寝床環境

寝床環境における「構造」とは,しくみ・成り立ちである.つまり,素材・形状・性能のことである.寝床環境を最良にするためには,構造的特質や条件について考える必要がある.

構造について考えるとき,思い浮かぶ話がある.宇宙飛行士の毛利衛さんが,第6回日本褥瘡学会学術大会の特別講演「宇宙と生命―無重力空間の可能性―」で,「無重力状態下にあれば褥瘡は発生しないだろう」と話していたことである.たしかに褥瘡は,同一部位へ,ある一定以上の圧が,一定時間以上加わり続けることから生じる.だから,無圧・無重力状態下では,褥瘡は発生しないだろうと予測できる.

したがって,褥瘡ケアにかかわる人たちの褥瘡予防における構造面での課題は,無圧に近い状態を,いかに作り出せるかになる.しかし現実には,そう簡単に無圧状態にはできない.また,無圧にすることが合理的な方法ともいえない.なぜならば,無圧状態にすることで,別の危険・障害要因を誘ってしまうこともあるからである.たとえば,無圧状態に近いものとしてウォーターベッドや熱傷患者が使用するエアベッドがあるが,これらのベッドはフワフワした床面に寝ているようなものであるため,よくいわれる「船酔い現象」が起こり,患者は気分不良を訴える.このように無圧状態だけを求めることが合理的とはいえないのである.そのため,寝床環境の「構造」面では,できるだけ圧を排除した状態をコントロールすることが求められる.

寝床環境の視点から捉えた体圧分散寝具

昨今,体圧分散寝具への注目が高まり,国内外を問わず,多くの商品が紹介されるようになった.これは,褥瘡対策未実施減算策の施行によるところが大きいといえるだろう.

体圧分散寝具の開発コンセプトは「除圧」と「分散」である．これらに関する検討で，圧を除くためにマットレスの厚みを考慮することと，体重を広い接触面積で受けることにより圧迫発生の原因となる重みを分散させるのが重要なことが明らかになっている．

ここでは，体圧分散寝具の「除圧」と「分散」について，寝床環境の機能面と構造面からみていき，適切な体圧分散寝具とはどのようなものかについて述べていく．

機能面からみた体圧分散寝具

図4は，マットレスの硬さによる沈み込みの違いを表したものであり，「除圧」と「分散」の構造を示している．硬いマットレスに臥床すると，人間の生理的彎曲から体の突出部に高い圧を生じるが，体は比較的まっすぐである．（図4上）．一方，柔らかいマットレスでは，生理的彎曲に沿うように体とマットレスが隙間なく接触するため，圧は分散されるが，体が沈み込む（図4下）．

このことから，体は沈み込むが，体圧分散を良好に保とうとするなら，体全体がすっぽり包まれること（接触面積が広がること）が重要といえる．

接触面積と圧の分散の関係については，表2のような実験でも説明できる．接触面積を広げることで圧が分散されるのがわかるだろう．

したがって，体圧分散寝具において沈み込みの課題はあるものの，接触面積を広げることのできる機能が求められ，まずは必要条件になることが理解できる．

表2 接触面積と圧の分散の関係

ハカリに指先を押し当て，このときの指先の接触面の直径R（cm）とハカリの目盛りW（g）を記録し，接触圧を算出する．

指先の接触面の直径をR_1（0.8cm）とR_2（0.6cm）とし，それぞれ荷重をW_1（20g）とW_2（15g）とすると，以下のような結果になる．

※接触圧(mmHg)は「水銀柱圧」で示すため，水銀柱の変換係数をかける．（1（g/cm²）＝0.735（mmHg）より導いていくと，接触圧(mmHg) ＝ W ÷ (R × R ÷ 4) × 0.234 となる．）

接触圧① 20 ÷ 0.16 × 0.234 = 29（mmHg）
接触圧② 15 ÷ 0.09 × 0.234 = 39（mmHg）

したがって接角面の直径の大きい①のほうが接触圧が小さいといえる．

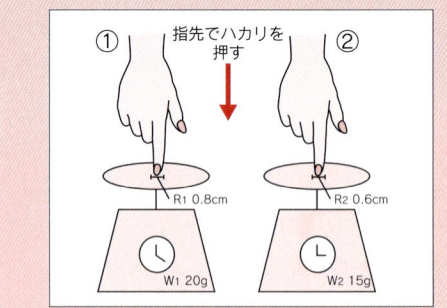

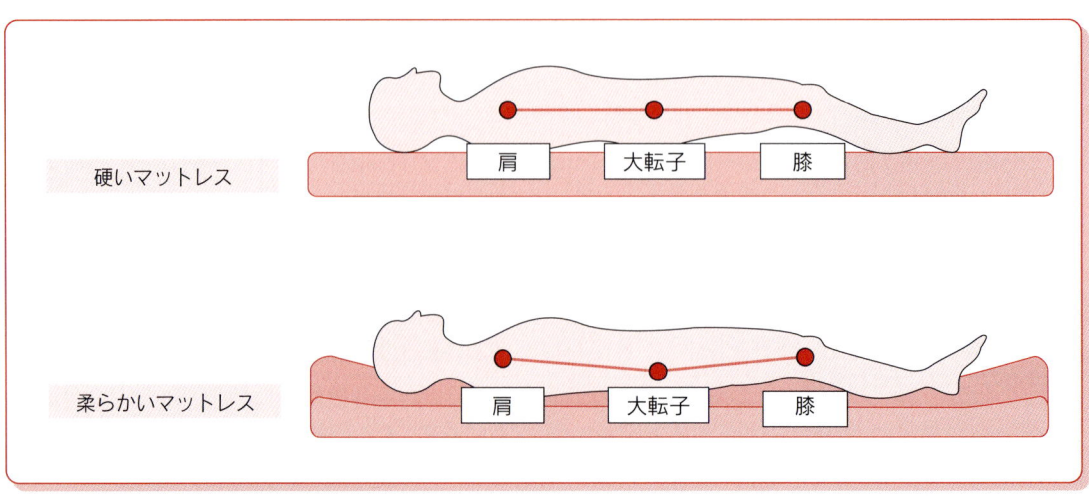

図4 マットレスによる沈み込みの違い

構造面からみた体圧分散寝具

睡眠の時間は人生の約3分の1をも占めるものであり，また健康長寿の視点からは，良眠が人の健康を左右するといわれていることなどから，寝心地のよさや快適性を目指した寝具の開発は古くから行われている．

ウォーターベッドは，その寝具の代表としてあげられる．水という素材は，柔らかであるうえに，どのような形状にも自由に沿うことができる．しかし一方で，柔らかすぎて支持性が得られないことや，**図4**からもわかるように体が沈み込むために動きづらいなど，治療やケアが必要な患者には弊害も多い．特に褥瘡が発生しやすい患者は，意識が清明でない患者や，脊髄損傷や片麻痺などの患者も少なくない．しかし，このような患者は，身体に不自由がありながらも自力体位変換を行い，自立を目指す場合もある．そのため，自力で体位変換できるような（できやすい）支持性があり，しかも柔らか（接触面積が広がる）という高反発性能が求められる場合も多い．そこで，水に代わる素材として，空気やゲル，ウレタンなどが検討され，昨今の体圧分散寝具開発に反映されるようになった．

Column

安楽の指標

　ポジショニングの演習で，筆者は次のような実験を行った．まずポジショニングの重要性について講義し，続けてポジショニングの真の意味を理解してもらうために，全身体圧計を用いながら科学的根拠に基づくケア方法を学生たちに検討してもらった．演習での課題は「左半身に麻痺がある患者にとって最もよい姿位を体圧データに基づきながら検討する」である．

　学生たちは，わいわい，がやがやと，いろいろ話しながら検討する．そして，これがデータとして一番「良い」という姿位を考案してくる．その姿位を見ると，何とも不思議なスタイルをしている．学生の発想の豊かさと評価すべきか，臨床経験の未熟さと評価すべきか迷いつつ，患者役の学生に「その体位で，2時間いられますか？」と質問すると，学生は「今がやっとです．5分ももちません．」と答えた．

　看護技術への科学的根拠が求められる昨今，経験的に「よかろう」ですませることはできない．しかし，科学的信頼性を追求するあまり，主人公である患者の安全や安楽・社会性が損なわれてはならない．

　この経験から筆者は，ポジショニングのケアにおいて「これでいいだろう」と思った姿位の完成後に，患者に「この格好で楽ですか？」と必ず確認しなくてはいけないことを学んだ．客観的な指標であるデータが必ずしも患者の安楽と相関しない．このことを理解したうえで，患者個々の状況や好みに応じたポジションを計画しなければならない．そこに，ポジショニングにおいて再考することの重要性があると思う．

3 寝床環境のアセスメントに必要な視点

アセスメントの視点

　寝床環境において機能と構造は相互に関係しあうものである．そのため，寝床環境をつくるうえでの必須アイテムとなる「掛け物」「敷き物（マットレス，体圧分散寝具）」「枕（ポジショニング枕）」に対し，機能と構造の面からのアセスメントを行うことが必要である．

　これらのアセスメントでは，具体的にどのような視点をもてばよいだろうか．

　その視点を表3のようにまとめた．本来ならば，このように明確に分けることは難しく，それぞれの内容や項目は微妙に入れ子状態になっている．

　図5は，アセスメントの各要素の関係性を関連図としてまとめるとともに，アセスメントの進め方を示したものである．これからも理解できるように，常に複数の項目や要素を，同時に行きつ戻りつしながらアセスメントすることが必要である．そのため，表3に示すような区分は，必ずしも必要ではなく，また誤解のもとになるかもしれない．

　しかし，評価・観察できる視点をもちながら自信をもってポジショニングを実施するため，また，対象者に合った新しいポジショニングを検討するためには，分析のための枠組みが必要となる．このような意味合いから，表3のようにアセスメントの視点をまとめることが有用であり，今後，ポジショニングの検討をさらに深化・発展させるためにも，基本となる基準が必要と考えた．

アセスメントの構成要素

　以下に，表3にまとめた寝床環境のアセスメントの構成要素について解説していく．

患者側面

　ポジショニングは全人的な観点に立って検討されるべきであると考える．そのため，患者側面は「身体的側面」「精神的側面」「社会的側面」の3側面からみていく．

評価要件

　行ったポジショニング自体を評価する要件としては，「構造と機能」「安全性」「安楽性」「形状」「経済性」をあげた．

　「構造と機能」は当然，「安全性」や「安楽性」と密接な関係をもつ．性能としての構造と機能とは別に，生身の人間に行う援助行為として，安全性と安楽性を意識しないわけにはいかないからである．機能と構造の面から，除圧・分散に優れている体圧分散寝具上での体位が，安楽に，そのままの体位（格好）で数時間を過ごせるものかというと，必ずしも相関しない．逆に，安楽を重視すると，十分な除圧・分散が維持できないこともある．そのため，これらは密接に関係する要件でありながらも，それぞれに単独の視点から考察する必要性の高い項目であるため，独立した要件とした．

　また，体位を固定する際には，枕（ポジショニング枕）の形そのものが重要となるので「形状」を要件にあげた．さらに，モノ・カネ・人の発想，普及・使用の観点から「経済性」をあげている．

3 寝床環境のアセスメントに必要な視点

表3 寝床環境のアセスメント視点

患者側面＼評価要件	構造と機能	安全性	安楽性	形状	経済性
身体的側面	除圧	素材による身体損傷が起こらない 感染などの危険がない 低い摩擦係数	疲労しない 良好な寝心地 蒸れない	厚み 形状保持力	耐久性
精神的側面	分散	支持性による安定感 品質保証	自立意識を損なわない	支持性・支持力	価格（安価）
社会（環境）的側面	応力 素材	ずれ・摩擦 操作の簡便性	外観の美しさ	サイズとデザイン 収納・管理	メンテナンス

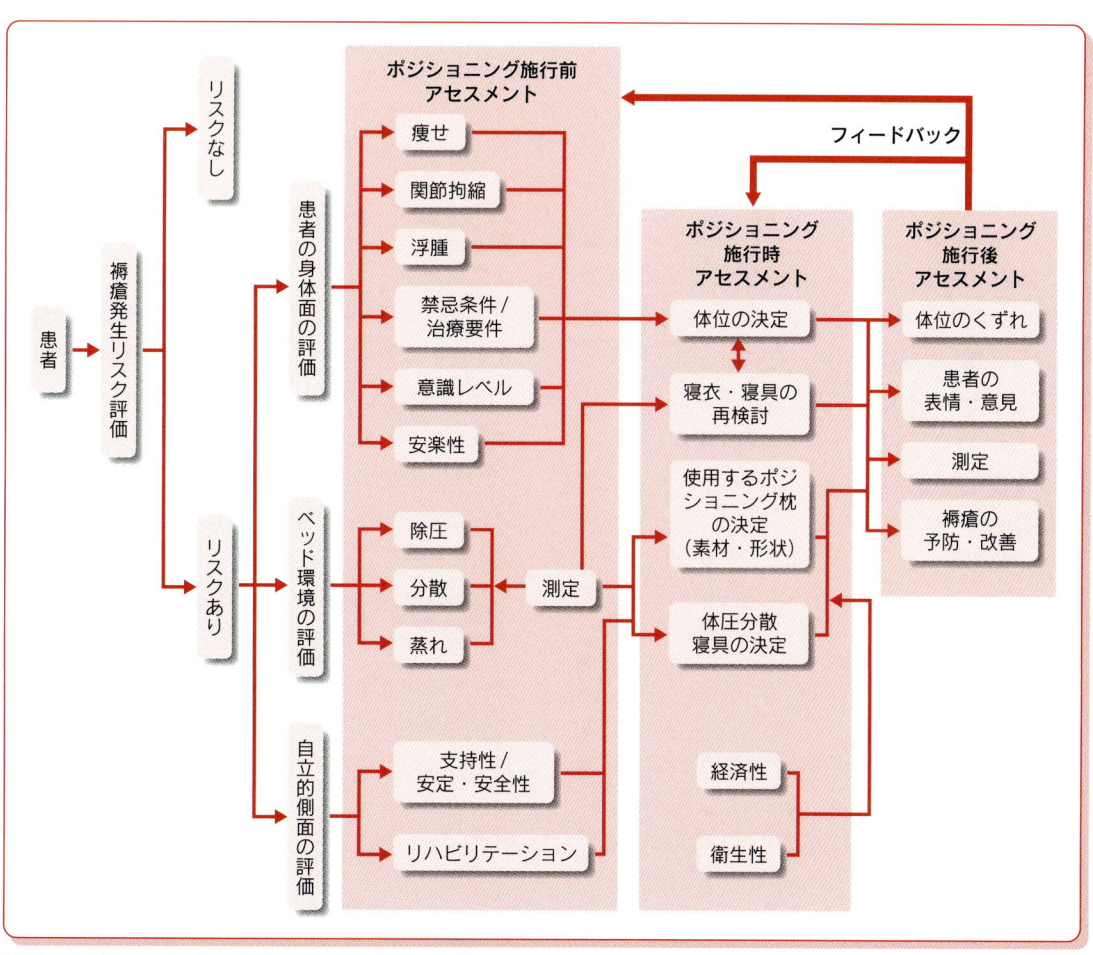

図5　ポジショニングのためのアセスメントの進め方

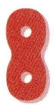

患者側面と各評価要件の対応

患者側面とポジショニングの評価要件との詳しい意味づけは，以下のとおりである．

「構造と機能」との関連

身体的側面

身体的側面では，**除圧**とした．褥瘡発生メカニズムからも理解できるように，身体組織にかかる圧をいかに除くかが要になるからである．

精神的側面

精神的側面では，**分散**とした．分散は「安楽性」とも関係するが，体全体がすっぽり包み込まれる感覚は，精神的な側面で重要である．すっぽり包み込まれる状態は，分散状態が優れていることを示すので，ここにあげた．

社会的側面

社会的側面では，ポジショニング操作により起こる**応力**（ずれや摩擦）に注目した．構造と機能に優れていても，操作の仕方から応力を発生させるようでは意味をなさない．このことは，看護師など施行者への教育の課題とも関係するので，社会的側面として取り上げた．また，**素材**という観点も見逃せない．水・空気・ゲル・ウレタンなど，素材の供給・加工体制なども関係し，保管場所の管理や耐久年数などとの関連からも社会的側面とした．

「安全性」との関連

身体的側面

身体的側面では，**素材自体の影響から2次障害を起こさないこと**を考慮しなければならない．ベースに使用する体圧分散寝具や，体位の保持時に使用するポジショニング枕などの素材への配慮である．また，寝具類を媒介し，**感染などが起こってもいけない**し，AHCPR（Agency for Health Care Policy and Research）のガイドライン[1]にも示されるように，**滑りのよい素材**を用いることも身体面では重要と考える．滑りのよさは，体位の保持を困難にさせる反面，ポジショニングで調整が十分に行えていない場合に，物理的な体重移動や患者自身の残存力により，補正することに役立つ．

精神的側面

柔らかい素材でのフワフワした感じによる不安定からの怖さや圧が切り替わるエアマットレス系によくみられる船酔い現象など，**安定性**との関係で観察すべき点が多い．また，**品質保証**に対する安心感は重要である．

社会的側面

「構造と機能」と重なるが，**ずれ・摩擦などを起こさない手技であるか否か**，**操作が簡便で多くの施行者が確実に行える内容であるか**が大事である．いくら優れたものでも特殊な技術を要し，限られた人にしか施行できないものであれば，臨床では広く活用できないからである．

「安楽性」との関連

身体的側面

1日の大半を寝て過ごす患者にとって，**疲労せず，良好な寝心地**であるか，そして**蒸れなどが起こっていないか**をアセスメントする必要がある．側臥位にする際などに，背部側に不要な枕を置くと，季節や患者の状態によっては蒸れを容易に引き起こすので注意が必要である．

精神的側面

「もう自分で動かなくてもいいや」と思わせるほどの寝心地を準備してしまうと，リハビリテーションを遅延させることになる．ポジショニングは，2次障害を最小にし，現状維持あるいは改善を目指すために行われるべきケアであるので，患者自身の自立などを遅らせるようでは，本来の意味を損ねることになる．

社会的側面

外観の美しさは，「安楽」と共通する要素をもつ．スポーツ選手のたとえに，「フォームの美しさが成績のよさに反映する」ことをよく耳にするであろう．つまり，無駄な動きがないことが美しさを醸し出し，機能発揮にも最大の効果を発する

のであろう．このことは，ポジショニングにも共通する．ベッド上が乱れている，不要な物（枕など）がいっぱいある，整理・整頓がされていない状況では，ポジショニングはうまく行えない．ベッドで臥床する患者の社会的存在としての個人の在り方を考慮しなくてはいけない．

「形状」との関連

身体的側面

身体的側面では，**厚み**という観点が除圧と関係し，重要である．また，ポジショニング枕などを体位保持に使用する場合，2時間またはそれ以上使用するなかで，**形状が変化しない**ことが大事である．体位変換直後にもっとも望ましい体位に調整できたとしても，30分後，あるいは1時間後に，使用している枕などの形状が変化し，整えたはずの体位が見る影もないようでは困る．

精神的側面

精神的側面では，**支持性・支持力**が重要である．「安楽性」とも関係するが，支持感がないと不安になるほか，不必要な筋緊張を招くことにもつながる．

社会的側面

社会的側面では，**サイズやデザイン，収納・管理**が重要となる．大きい人もいれば小さい人もいるし，あるいは関節などに拘縮のある人もいる．その時々で大きさや形などをオーダーメイドにしなくてはならないこともある．オーダーメイドの視点があってはじめて，多くの人に共通するもの・普遍なものを見出す視点が養われると考える．

また，体圧分散寝具などは大きなものであるため，"収納・管理"する場所を確保できることが重要である．そのため，パーツに分けられること，不要時にはコンパクトに分解できること，また重さなども重要な視点となる．

「経済性」との関連

身体的側面

身体的側面では，**耐久性**を考える．「形状」と同様に，体位の保持（形状の保持）ができなくてはならない．すぐに"へたり"などを起こすようであれば身体面への対応ができないといえる．

精神的側面

精神的側面では，**価格**が重要である．良い物でも高価であると「使用したくても買えない」など，精神的な絶望感や寂しさなどを引き起こすだろう．

社会的側面

社会的側面では，**メンテナンス**機能が大切である．高価な商品でありながら，すぐに壊れてしまう，あるいは正しく動作しないようでは困るからである．

■ 文献
1) U.S. Department of Health and Human Services："Pressure Ulcers in Adults：Prediction and Prevention"(AHCPR Publication No.92-0050)．1992.

4 アセスメントの進め方

　これまで，ポジショニングは患者要件と寝床環境のアセスメントが重要だと述べてきた．ここでは，実際にどのようにアセスメントしていけばよいか，いくつか例をあげながら解説していく．

ケース1：発汗が多く，体重の重い患者

事例

　68歳，男性．身長165cm，体重70kg．糖尿病に罹患している．褥瘡部には感染がある．発熱による発汗が多量なため，1日に2～3回，寝衣やシーツ類を交換しなければならない．また，体重が重いため，寝衣やシーツの交換は複数のスタッフで行う必要がある．

アセスメントの実際

患者要件のアセスメント

　まず，どの部位に発汗が多いかをチェックし，発汗に対して皮膚の保清がどのように行われているか（清拭の回数や方法）を評価する．

　着用している寝衣や寝具類の素材を評価する．汗の吸収・拡散効果の高い素材の寝衣・寝具であるか，不要なポジショニング枕などを身体に当てて適切な不感蒸泄を障害していないかなどを観察する．

　全身を観察し，皮膚が浸軟した状態（長湯をした際に，爪周囲の皮膚が白くふやけるのと似た状態）がないかを評価する．

寝床環境のアセスメント*1

　褥瘡発生リスクが高い場合，臥床時の**除圧**〈**身体的側面/構造と機能**〉・**分散**〈**精神的側面/構造と機能**〉を求めることはもとより，大量発汗に伴う蒸れによる**皮膚の浸軟化**（表皮の結合力を弱めてしまう）〈**身体的側面/安楽性**〉への介入が必要になってくる．

■ **敷き物（体圧分散寝具）**：体重が重いため，まず**厚み**〈**身体的側面/形状**〉のある体圧分散寝具を使用することが想定される．**支持性**（厚み10cm以上を維持できる）〈**精神的側面/安全性・形状**〉がよく，**熱がこもりにくい素材**〈**身体的側面/安楽性，社会的側面/構造と機能**〉を選択する必要がある．「厚みを支える」という側面では，ウレタン系の体圧分散寝具が思い浮かぶ．しかし，ウレタン素材は熱をもちやすいうえに，汗を吸収することで**感染や素材の摩耗を早める**〈**身体的側面/安全性・経済性，社会的側面/構造と機能・経済性**〉ことなどが懸念される．汗への対処としてカバーを使用することがよくあるが，カバーの素材が汗を通過しないものの場合，ベッド表面に汗がダマになって存在する状態となり，**皮膚の浸軟**〈**身体的側面/安楽性**〉を増長させてしまう．

　したがって，このようなケースでは，厚みが維持でき，除湿機能なども働くエア系の体圧分散寝具の選択が有効となる．

■ **ポジショニング枕**：まず重い体重への対応，次に発汗対策というように，2段階の思考によりポジショニング枕の選択を行う．

　体重への対応では，**除圧**〈**身体的側面／構造と機能**〉・**分散**〈**精神的側面/構造と機能**〉効果の高さが選択基準に置かれる．そこでウレタン（チップ構造）系，綿，ビーズが選択できる．

---

*1〈　〉内は寝床環境のアセスメント視点から，患者側面と評価要件をまとめたものである（p.17の表3を参照）．

次に，発汗対策の視点から，枕の素材を検討していく．綿は汗を吸収してしまい汚染・感染〈**身体的側面/安全性**〉の原因になるので選択できない．ビーズは，使用直後は**分散**〈**精神的側面/構造と機能**〉・**除圧**〈**身体的側面/構造と機能**〉効果が高く，**蒸れ**〈**身体的側面/安楽性**〉予防にも最適だが，長時間使用すると**形状が変化し**〈**身体的側面/形状**〉，安定した体位を支持できない〈**精神的側面/安全性・形状**〉．ウレタン系は熱をもちやすいが（チップ構造のものを選択すれば通気が期待できる），重い体重にも耐え，**支持性**〈**精神的側面/安全性・形状**〉や**安定性**〈**精神的側面/安全性**〉，**除圧**〈**身体的側面/構造と機能**〉・**分散**〈**精神的側面/構造と機能**〉効果を高めることができる．そこで，カバーに**摩擦係数が低く**〈**身体的側面・社会的側面/安全性**〉，汗をすぐに拡散・乾燥させる〈**身体的側面/安楽性**〉除湿シーツなどで覆い，使用する．

■ **掛け物**：通気性のよい〈**身体的側面/安楽性**〉綿素材のものがよい．

ケース2：痩せのため骨突出がある患者

事例

72歳，女性．身長155cm，体重42kg．痩せが著明で骨突出がある．退院が間近となり，リハビリテーションが必要なため，ベッド上での臥位から座位，座位から立位を行う訓練中である．

アセスメントの実際

患者要件のアセスメント

身体のどの部位に，どの程度の骨突出があるか，その骨突出はどのような体位にした場合，直接に圧を受ける状態になるかを評価する．また，関節拘縮の有無や麻痺との関係で，問題となる骨突出がどのような影響を受けるかを評価する．

寝床環境のアセスメント[*1]

■ **敷き物（体圧分散寝具）**：痩せが著明で骨突出があることから，部分圧迫を受けやすい．そのため，**除圧**〈**身体的側面/構造と機能**〉と**分散**〈**精神的側面/構造と機能**〉のためには，**厚み**〈**身体的側面/形状**〉が7cmないしは10cmで，**柔らかい素材**〈**身体的側面/安全性，社会的側面/構造と機能**〉の体圧分散寝具が必要になる．しかし，自力で体位を変えるには**支持性**〈**精神的側面/安全性・形状**〉がなくてはならないので，エア系よりもウレタン系かゲル系の体圧分散寝具が選択される．表面の適度な硬さからゲル系よりもウレタン系，ウレタンでも高反発（じわっと埋まり込み，やや硬いもの．低反発は埋まり込む柔らかさのあるもの）のものが適切といえる．

■ **ポジショニング枕**：骨突出部を包み込み，**柔らかく**〈**身体的側面/安全性**〉・**支持性のよい**〈**精神的側面/安全性・形状**〉ウレタン系のものがよい．

■ **掛け物**：骨突出部が上になっても骨突出部位に緊張がかからない，**柔らかく**〈**身体的側面/安全性**〉，**風合いのよい**〈**身体的側面/安楽性**〉ものがよい．

アセスメントを行う際の留意点

寝床環境をアセスメントし，体圧分散寝具やポジショニング枕などを考慮するためには，患者の置かれた状況や状態，現時点での課題などが明確に理解されていなければならない．また，患者の生活全体から何を重視しなければならないかを考え，併せて検討していくことが重要となる．快適すぎる環境は患者の自立を遅らせるし，不完全な環境では患者に褥瘡という障害を起こさせる．こうしたさまざまな条件のなかで，いかに弊害を生じない環境にできるかは，施行者のアセスメントの質が影響する．このことを十分に意識し，寝床環境を患者の個々の状況・状態に照らしながら捉える能力を身につけることが大切である．

第3章

ポジショニングに用いる必要物品の理解と選択

　前章では，ポジショニングにおけるアセスメントについて述べた．しかし，アセスメントに必要な視点を理解していても，ポジショニングに必要な体圧分散寝具やポジショニング枕（体圧分散用具）の機能や構造についての知識がなければ，アセスメントは正しく発動されない．

　そこで本章では，ポジショニングに用いる体圧分散寝具やポジショニング枕の機能・構造と選択法について解説していく．

1 体圧分散寝具・用具に対する看護師の認識

体圧分散寝具に対する認識

ポジショニングに用いる体圧分散寝具・用具などは，現在，多種多様なものが登場している．これらを適切に用いるためには，それぞれの機能・構造について正しい理解が必要となる．

しかし，特に体圧分散寝具などは高価なため，病院・施設で十分に購入・導入してもらえないことがある．ときに，それが看護師の体圧分散寝具に対する理解不足の隠れ蓑となる場合がある．

なかなか難しい事情もあるだろうと思う．しかし，体圧分散寝具の選択の良否は，褥瘡の悪化・改善に重要な影響を及ぼすため，決してその選択を軽んじてはならない．「今，（自分の病院に）あるから当面それを使おう」というのではなく，「（この患者さんは）○○な状況で，□□の成果を目指したいから，△△機能をもつ体圧分散寝具を使用しよう」とならなくてはならない．

「自分の施設では，そんなに体圧分散寝具は使っていないから」「普段使っている体圧分散寝具はこの種類だけだから」という前に，まずは，病院・施設が現有している体圧分散寝具・用具について，理解しているか，十分に使いこなしているか，謙虚な姿勢で自問してみてほしい．

筆者は，山口県下の看護師に対して，体圧分散寝具（エアマットレス）の機能や構造をどのくらい理解しながらケアを実践しているか，アンケート調査を行った．調査結果から，多くの看護師が「体圧分散寝具（エアマットレス）に差はなく，どれを使っても変わらない」と感じていることがわかった[1),2)]（アンケート調査内容と結果の詳細はp.27のColumnに示す）．看護師が，体圧分散寝具の特徴をうまく引き出しながら褥瘡予防・治療ケアに活用することができていない状況が浮き彫りにされた．

体圧分散寝具の選択・使用に関する重要ポイント

ここでは，前述のアンケート調査での看護師の認識と照らし合わせながら，体圧分散寝具の正しい選択と使用について整理していく．

使用時期

体圧分散寝具は，褥瘡発生の危険性が生じたときから使用するのが適切である．そのため，褥瘡発生リスクを把握できること，把握した要因に積極的な介入ができることが重要となる．

アンケート結果でも，「褥瘡ができるのではないか」と予測した早期からの予防的介入が行われていることが示された．特に褥瘡対策未実施減算策施行後に，褥瘡リスクに対する認識が高まり，適切な使用時期に体圧分散寝具が用いられるようになっている．褥瘡対策未実施減算策では，こうしたリスクに対する介入の一連の流れを様式（フレームワーク）として各施設に作成することを義務づけた．様式に観察の視点や観察の結果を明示することで，現実的に褥瘡発生の予測を可能にしたと考える．

今後は，各施設の実情に即した様式を整えることが重要である．なぜならば，リスクアセスメントに用いているスケール，褥瘡に関するスタッフの教育の質や内容，褥瘡患者に対応しているスタッフ数などにより，褥瘡リスクの把握の仕方や介入方法が異なるため，それらを示した様式の内容に工夫を図る必要があるからである．

機能・構造の理解

体圧分散寝具は，どの患者にもオールマイティに使用できるものではなく，個々の患者に合った機能・構造のものを選択しなければならないことを自覚する必要がある．そして，その特徴を熟知していなければ，褥瘡発生を予防できないこと，治癒を遅延させることを理解しなくてはならない．

アンケート結果では，体圧分散寝具の「機能・構造の理解」について"知っている"とする回答の割合は，1996年度調査と褥瘡対策未実施減算策施行後である2000年度調査との比較で，「使用時期」や「使用方法」ほど伸びていなかった．この結果は，体圧分散寝具の効能・適用を正しく評価できていないことを示している．医療機器である体圧分散寝具を過信しているのか，あるいは病院・施設で十分な数の体圧分散寝具を保有できず評価する機会がなかったせいかは明らかではないが，自分の目で機能を評価する視点が養われていないことが考えられる．

今後は，機能・構造の違いを実際に体験する，あるいはデータで比較するなど，体圧分散寝具の評価を行うことが重要であると考える．

使用方法

体圧分散寝具は，それを単独で使用すれば褥瘡が予防できるというものではなく，ほかの予防ケアと併せて活用することではじめて，その効果を発現する．体圧分散寝具を過信し，「体圧分散寝具を使用しているから，体位変換はしなくてもいい」などと発想されるのは困る．

アンケート結果でも，「ほかの予防ケアを行いながらマットレスも使用する」との回答が多かった．しかしこれは，体圧分散寝具を理解しているというより，むしろ理解不足からほかの予防ケアも行っているのが実態だと推測する．

今後は，体圧分散寝具の使用法について，具体的に必要とされる予防ケアと併せた形で提示し，症例の検討を重ねることが大切である．また，体圧分散寝具の使用方法のバリエーションを根拠と共に示していくことも重要であろう．

種類の変更

体圧分散寝具に対する看護師の認識で特に問題と思われるのが，ここにあげる「種類の変更」と次に述べる「圧の調整」である．

アンケート結果では，体圧分散寝具の種類の変更について"変える"とする回答は，1996年度と2000年度とを比較しても大きな伸びを示していなかった．致命的なのは，「気にしたことがない（どれも同じと思っている）」との回答の割合が変化していなかったことである．

前述したことと重複するが，この実態は体圧分散寝具の機能・構造への理解不足と，患者適用での評価が十分に行えていないことに起因すると考える．あるいは，体圧分散寝具の保有数自体が不足している各施設の実情によるものとも思われる．そのため，患者の状態に応じて使い分ける，種類を変更することが容易でないのだろう．

圧の調整

「圧の調整」についても，看護師の知識不足が指摘できる．

アンケート結果では，「患者の体重に依拠した圧設定」や「マットの空気が抜けるので固くする」といった回答が，1996年度調査より2000年度年調査で増加しており，縦断者（2回の調査とも回答した人）においても高い割合を示していた．圧管理・調整に関する認識が不十分なまま，闇雲に圧を高くし，ぱんぱんにした状態に設定している状況がわかった．

圧が高いこと・低いことの弊害を知ること，また機械であるからと過信するのではなく，誤動作がないことを必ず人間が確認することの意義を認識することが重要である．たとえば，エア系の体圧分散寝具を使用している場合では，1日に1度，あるいは1勤務帯に1度は，圧を確認し調整することを義務づけることなどが必要であろう．

ここがポイント

マットレスがぱんぱんになるまで空気を入れると，セル（エア栓）が面ではなく，点や線として体と接触することになる．その状態では，除圧機能は高めることができても，分散効果は低くなり，結果，部分圧迫を生じる．除圧・分散機能を最大にするためには，適切な圧に調節しなくてはならない．

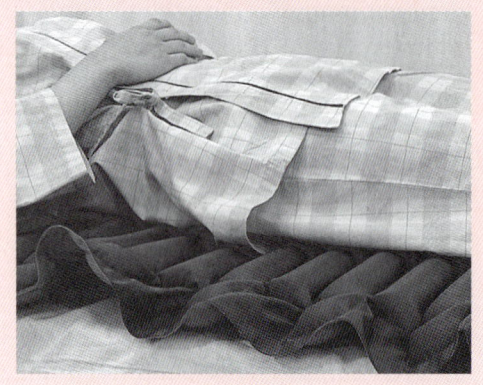

8 体圧分散用具に対する認識

これまで，体圧分散寝具に対する看護師の認識のあいまいさについて述べてきたが，一方で，体位変換時に使用する枕やクッションなどの体圧分散用具に対する認識はどうだろうか．

筆者は2002年に褥瘡ケアの講演会に参加した看護師433名を対象に，ポジショニングの知識・認識，ケアの実態に関する質問調査を行った（有効回答数404名，有効回答率93.3％）[3]．その結果，看護師は体位変換の意味や留意点は理解しているが，その際に使用する物品や物品を用いたかかわりに対する意識が低いことがわかった（表1）．

体位変換時に適切に体圧分散用具を用いようとすると，患者1人あたりに数個の枕やクッションを要することになる．実際問題として，入院患者の体圧分散用具の必要割合を算出し，必要数を合計すれば，相当な数が必要となる．おそらく多くの病院・施設では物品を完備することは困難で，不足しているのが現状といえるかもしれない．このような臨床の現実と理想とのギャップが，体圧分散用具に対する看護師の理解や意識を低下させているのかも知れない．

しかし，体圧分散寝具の適切な選択・使用と同様に，ポジショニングにおいて体位変換と体圧分散用具は切っても切れない関係にある．看護師はその認識を高め，こうした現状を変えていかなくてはならない．

表1　体圧分散寝具に対する看護師の意識（複数回答）

- ●いつも使用している物品
  「病院で使用する基準枕」（72.3％），「患者の私物のクッション」（64.4％），「タオル類」（7.2％）が主なもので，専門用具（ビーズクッションやポジショニング枕）の割合はごく少なかった．
- ●物品の選択理由
  「病棟に備わっているものだから」（53.7％），「物品がないので仕方なく」（22.3％），「特にこだわっていない」（17.1％）が上げられ，物品を「患者さんに用意してもらっている」という回答もあった．
- ●使用目的
  「体圧分散効果を高める」（55.9％），「接触による蒸れ，こすれ防止」（25.0％），「関節可動域の拡大」（14.1％）が主なものとして上げられた．
- ●施行上の留意点
  「保持体位の安定性」（32.4％），「全体の安楽さ」（29.7％），「寝床との接触面積」（20.8％），「筋緊張への工夫」（19.6％）が主なものとして上げられた．

（堂尾弥生：ポジショニングに関するエビデンスの追求－支持枕への検討－．平成14年度山口県立大学看護学部卒業論文．2003.[3] より筆者がまとめた）

文献

1) 田中マキ子，岩本晋：褥瘡教育の普及・浸透に関する縦断的評価．山口県立大学看護学部紀要 2002；6：77-84.
2) 田中マキ子，森山美知子，岩本晋：褥瘡教育の普及に伴う課題－実態調査からの分析－．日本褥瘡学会誌 2000；2（1）：17-22.
3) 堂尾弥生：ポジショニングに関するエビデンスの追求－支持枕への検討－．平成14年度山口県立大学看護学部卒業論文．2003.

Column

「看護師の体圧分散寝具に対する認識・理解」に関する調査研究（アンケート調査）[1]

目 的

褥瘡予防の観点，新しい褥瘡治療・ケアの理解やその応用に関する実態を調査する．褥瘡教育の普及に関する課題を明らかにする目的で行った1996年度調査と2000年度調査を縦断的に評価し，山口県における褥瘡教育の実態を把握する．

方 法

1996年度調査と2000年度調査ともに，ほぼ同様の内容の「褥瘡教育に関する質問調査」を郵送，1か月留め置き法で実施し，その結果を分析した．分析では，まず各年度の結果を単純に概観し，その後，1996年度調査に回答した人が2000年度調査でどのような回答結果を示したかを評価した．なお，2回の調査ともに回答した人を，便宜上「縦断者」と定義し，縦断者の回答に対する評価を縦断的評価とした．

調査対象者は，山口県の総合病院（県内全数），一般病院・老人病院（各医療圏から1施設無作為抽出），訪問看護ステーション・市町村保健センター（県内全数）の124機関から抽出し，回答を得られた人とした．1996年度，2000年度ともに同じ機関に調査票を送付したが，抽出人数は若干異なった．1996年度調査では1,914人から回答を得，回収率は73.6％，2000年度調査では1,200人から回答を得，回収率は75.7％であった．縦断者（回答の有無については，回答者本人の自己申告）は271人であった．

調査内容は，学歴，資格，看護師などの経験年数といった対象者の属性に関する項目のほか，褥瘡ケアに関する興味・関心や知識入手方法，実際の褥瘡ケア経験を尋ねる項目などであった．実際の褥瘡ケアについては，事例を提示し，どのようにアセスメントやケアを行うかを示してもらった．さらに褥瘡予防に関する知識の量やその実際についても調査した．体圧分散寝具は，エアマットレスに限定した．

結 果

ここでは，エアマットレスに対する認識と関係する内容の結果のみを示す．

● **エアマットレスの使用時期（表1）**

エアマットレスの使用時期については，褥瘡発生のリスクが生じたときから使用するという回答が2000年度調査で急増した．また，縦断者においても高い割合を示している．無回答者の割合が2000年度調査で減っていることから，エアマットレスの予防効果への理解が図られたと予測できる．

表1　エアマットレスの使用時期について　　　　　　　　　　　　　　　　　　　素数（人数）

使用時期	1996年度調査	2000年度調査	縦断者
褥瘡発生のリスクがあると思われたときから	0	889（74.1％）	201（74.2％）
褥瘡形成の予兆があってから	485（25.3％）	239（19.9％）	51（18.8％）
皮膚のびらんが起こってから	62（3.2％）	24（2.0％）	9（3.3％）
潰瘍以上の状態になってから	23（1.2％）	9（0.8％）	1（0.4％）
使用しない	108（5.6％）	14（1.2％）	2（0.7％）
無回答	1,236（64.6％）	25（2.1％）	7（2.6％）

● **エアマットレスの機能・構造の理解（表2）**

1996年度調査に比べ2000年度調査で「知っている」と回答した割合が増加しているほか，縦断者においても半数以上は「知っている」と回答している．

一方で，「気にしたことがない」との回答が縦断者に多い．これは，理解する機会が少ないことによるかもしれないが，その理由を限定することはできなかった．

表2 エアマットレスの機能・構造の理解について　　　　　　　　　　　　　　　素数（人数）

機能・構造の理解	1996年度調査	2000年度調査	縦断者
知っている	614 (32.0%)	566 (47.2%)	142 (52.4%)
知らない	905 (47.2%)	408 (34.0%)	73 (26.9%)
気にしたことがない	253 (13.2%)	202 (16.8%)	52 (19.2%)
無回答	142 (7.0%)	24 (2.0%)	4 (1.5%)

● **エアマットレスの使用方法（表3）**

　エアマットレスの使用方法について，2000年度調査では，「ほかの予防ケアを行いながらエアマットレスも使用する」との回答が増加している反面，エアマットレスを使用すれば，それ以上，積極的な褥瘡処置は行わないとの回答も若干増加していることから，エアマットレスへの過信も懸念される．

表3 エアマットレスの使用方法　　　　　　　　　　　　　　　　　　　　　　素数（人数）

使用方法	1996年度調査	2000年度調査	縦断者
ほかの予防ケアを行いながらエアマットレスも使用する	1,216 (63.5%)	1,036 (86.3%)	233 (86.0%)
ほかの条件（栄養状態）を整え，効果がないときに使用する	84 (4.4%)	54 (4.5%)	13 (4.8%)
褥瘡の局部ケアを行い，効果がないときに最後に使用する	73 (3.8%)	33 (2.8%)	7 (2.6%)
すぐに使用するが，それ以上，積極的な褥瘡処置は行わない	37 (2.0%)	43 (3.6%)	10 (3.7%)
無回答	504 (26.3%)	34 (2.8%)	8 (3.0%)

● **エアマットレスの種類の変更（表4）**

　エアマットレスの種類の変更では，「変える」とする回答が縦断者に多く，良い傾向を示しているが，「変えない」とする回答も依然多い．また，「気にしたことがない（どれも同じと思っている）」と回答する割合が約20％と変わらず推移している．

表4 エアマットレスの種類変更　　　　　　　　　　　　　　　　　　　　　　素数（人数）

種類の変更	1996年度調査	2000年度調査	縦断者
変える	352 (18.0%)	340 (28.3%)	80 (29.5%)
変えない	972 (51.0%)	557 (46.4%)	117 (43.2%)
気にしたことがない（どれも同じと思っている）	398 (21.0%)	255 (21.3%)	63 (23.2%)
無回答	192 (10.0%)	48 (4.0%)	11 (4.1%)

● **エアマットレスの圧調整（表5）**

　エアマットレスの圧調整は，患者の状態や体重に合わせ，常にチェックを行うほか，仙骨部の底づきを予防するよう管理を行うことが望ましいケアとされる．しかし実際には，「マットの空気が抜けるので固くする」という回答が2000年度調査で増加しており，機器の正しい使い方を熟知したうえでの根拠のある実践に至っていない現実が示された．

表5 エアマットレスの圧調整について　　　　　　　　　　　　　　　　重複回答　素数（人数）

圧調整	1996年度調査	2000年度調査	縦断者
硬めにする	153 (8.0%)	78 (6.5%)	13 (4.8%)
柔らかめにする	132 (6.9%)	58 (4.8%)	7 (2.6%)
適当にする	303 (15.8%)	197 (16.4%)	35 (12.9%)
患者の状態に応じて変える	419 (22.0%)	174 (14.5%)	38 (14.0%)
患者の体重によって変える	430 (22.5%)	322 (26.8%)	82 (30.3%)
マットの空気が抜けるので硬くする	23 (1.2%)	319 (26.6%)	85 (31.45%)

考察

　本アンケート調査では，褥瘡予防ケアの実際について，「エアマットレス」を材料に質問項目を構成した．「エアマットレス」とした理由は，エアマットレスはエアの管理を確実に行わなくてはならないので，ケアの実践水準を推し量ることができるほかに，調節機能があることから「どのような調節にするか」を質問すれば，看護者の体圧分散寝具への認識・理解を確認できると考えたからである．また，初回の調査を行った1996年度には，病院・施設では，体圧分散寝具といえば薄型（厚み10cm以下）のエアマットレスの採用がほとんどだったため，エアマットレスについて尋ねることで，多くの対象者の日頃のケアの様子を知ることができると考えたのが最大の理由であった．

　質問項目のエアマットレスの「使用時期」ではリスク把握について考察できる．「機能・構造の理解」と「使用方法」では，理論と実践の有機的連動を考察することになる．また，「種類の変更」や「圧調整」も，体圧分散寝具の構造・機能理解に基づく，つまり根拠に基づくケア実践であるか否かを判断する材料になる．

　これらの理由から，「エアマットレス」に限定して調査を行ったが，結果は前述のようになった．エアマットレスが褥瘡予防の方法として積極的に使用されるようにはなったものの，使用する意義や意味について正しい理解がなされているか否かは不明である．なぜならば，各項目において，矛盾する回答が一定割合で示されることや，それが縦断者に多い傾向もあるからである．

　こうした実態は，エアマットレスへの正しい認識が完全にはなされていないこと，また，特に褥瘡ケアに長く従事する縦断者の結果から，最初に覚えた方法が定着する可能性のあることを示している．正しい認識の不足はケアにも反映しており，褥瘡予防・治療ケアにおいて，十分にエアマットレス（体圧分散寝具）の特徴を引き出しながら活用されているとはいえないことがわかった．

　筆者がこの調査を行った1996年〜2000年といえば，日本では褥瘡ケアに対する考え方や方法がドラスティックに変化したときである．日本褥瘡学会の設立・初回学術集会の開催，その後の褥瘡対策未実施減算策の施行など，褥瘡ケアが大きく発展する勢いが感じられた．こうした時期にありながらも，理論と実践の解離が否めない状況を鑑みると，知識を技術に応用すること，あるいは技術から知識を確立することは種々の課題があり難しいといえる．このことは，新しい知識や技術の普及・浸透には，それ相応の準備と時間を要することを示唆している．

　その原因は，単に施行者の要因だけでなく，施設での導入数（保有数．この数が看護師のエアマットレス使用の経験の数に相関する）にもあるかも知れない．特に，エアマットレスは高価なため，病院・施設での保有数には限度がある．そのため，使用経験が限定されたり，限られた人が扱うこととなり，全体の知識・技術の向上にまで波及しないのかも知れない．

　しかし，体圧分散寝具の使用方法は，褥瘡の予防・治癒に大きな影響を与える．そのため，確実に正しく使われることが基本といえる．そのため体圧分散寝具が正しく使用されていない現実を寛容に受け止めてはいられない．早急に，体圧分散寝具の使用にかかわる課題が解決されることを求めていきたい．

2 体圧分散寝具の種類による効果の違いと選択法

前項の看護師の「体圧分散寝具に対する認識」で，特に問題があると考えられたのは，「種類の変更」と「圧の調整」であった．この結果は，看護師の体圧分散寝具の機能・構造の理解不足を如実に表しているといえる．

しかし，このことが褥瘡予防の視点から，またポジショニングにおける寝床環境の視点からも，患者によい結果をもたらさないのは明らかである．

そこで，ここでは体圧分散寝具の種類による機能・構造の違いを示しながら，個々の患者に合った寝床環境を整えるために，どのように選択すればよいのかを解説していく．

体圧分散寝具の種類による体圧の違い

表7は，体圧分散寝具の種類による効果の違いを確認するために，エルゴチェック®（p.31 Column参照）を用いて体圧を測定したものである．ここでは，数種類の体圧分散寝具に，同一被験者が臥床したときの最大圧を測定しているが，別条件下で測定した場合に，必ずしもデータ・測定結果が一致したものになるとは限らないことをお断りしておく．

以下に，マットレスの種類別に除圧・分散機能の特徴をまとめる．

薄型静止型マットレス

薄型静止型マットレスとして，表7では，厚み3〜9cmの4種類のマットレスを取り上げている．

仰臥位と側臥位のそれぞれの除圧・分散状態についてみていこう．仰臥位においては，除圧・分散状態があまり良好でないもの，比較的よいものがあった．一方，側臥位になると，肩部と大転子部に高い圧がかかっているものが多く，除圧は十分に得られていないといえる．分散状態については，どれも側臥位の人間の形が示されているが，その面積にはマットレスにより差がある．

これらのことから，薄型静止型マットレスの場合，局所に高い圧がかかる可能性があるため，自分で動くことのできない患者や痩せの著明な患者などへの使用は検討が必要であり，使用する場合には，頻回な体位変換やこまめな観察が重要だと考える．

厚型静止型マットレス

厚型静止型マットレスとして，表7では，厚み10〜16cmの7種類のマットレスを取り上げている．

マットレスにより差はあるものの，薄型静止型マットレスより除圧・分散効果が高くなっているといえる．特に，分散機能はよくなっている．除圧効果については，特に側臥位においてまだ十分といえないものも少なくない．除圧が十分でない理由としては，マットレスの素材や構造の影響が考えられる．

薄型圧切替型マットレス

薄型圧切替型マットレスとして，表7では，厚み7.5〜9cmの3種類のマットレスを取り上げている．

これらもマットレスにより差はあるが，仰臥位では，除圧機能は全体的に良好といえる．一方で，分散機能は，上肢・下肢が交換セル様に島状に示されるなど，やや不良である．側臥位では，除圧効果はセルの動きの影響により十分に得られていない．分散機能は良好であるといえる．

2 体圧分散寝具の種類による効果の違いと選択法

厚型圧切替型マットレス

厚型圧切替型マットレスとして，**表7**では，厚み10〜18cmの4種類のマットレスを取り上げている．

マットレスにより多少の差はあるが，仰臥位での除圧機能は良好である．一方，分散機能は上肢・下肢が交換セル様に島状に示され，やや不良のものもある．側臥位では除圧・分散機能ともに良好であるといえる．

特殊タイプのマットレス

特殊タイプのマットレスとして，**表7**では，厚さ7cmの薄型圧切替型マットレスと16cmの厚型圧切替型マットレスを取り上げている．

薄型圧切替型マットレスでは，仰臥位において除圧機能は比較的よいが，分散機能は上肢・下肢が交換セル様に島状に示され，やや不良といえる．側臥位では，除圧機能はセルの空気が減ってもつぶれないため良好であり，分散機能も自働体位変換エアマットレス機能により，側臥位でも接触面積を広げるために良好であるといえる．

厚型圧切替型マットレスでは，仰臥位・側臥位いずれも除圧・分散機能ともに良好であるといえる．

体圧分散寝具をどう選択すればよいか

体圧分散寝具の種類により，体圧のかかり方が随分と違うことがわかるだろう．このように違いがあることを，まずは強く認識してほしい．

各種体圧分散寝具の評価の詳細については割愛

Column

エルゴチェック® とは

エルゴチェック®とは，体表面積接触圧（体圧）を視覚的に捉えるシステムである．一定の圧の空気を封入したエアーバッグをセンサー部として使用する仕組みになっている．

今回，筆者らが測定に使用した「ERGOCHECK® classic」は，エアーバッグを684点設置した構造をもち，エアーバッグの大きさは39mm×28mm，測定範囲は0〜70mmHg，精度F.S.±2.5%，分解能は0.001mmHg．2.5mmHg以上の加圧により圧力帯に応じて色分けして表示することができる．エアーバッグ内の空気圧の構成は，測定ごとに行い，荷重による内圧変化を捉え，A/D変換，コンピューターによる処理が施されるようになっている[1]．

エルゴチェック®によって測定されたデータの見方は，以下のとおりである．エルゴチェック®では，最大圧とその部位，さらに分散の良否が示される．**図1-A**では，人間の体が島状にプロットされており，**図1-B**では全体が大まかに示されている．広い面積で体重を受けることは，分散状態が良いことを示している．したがって，AとBでは，Bのほうが分散状態は良好だといえる．

圧については，圧が高くなるに従い，薄緑色（2〜8mmHg）→緑色（8〜18mmHg→黄色（18〜25mmHg）→橙色（25〜32 mmHg）→赤色（32〜40mmHg）→青色（40〜50mmHg）と視覚的に示される．それと同時に，最大圧は数値でも示される．褥瘡発生危険圧は32mmHgといわれることから，エルゴチェック図では橙色，赤色，青色を示す場合は要注意となる．

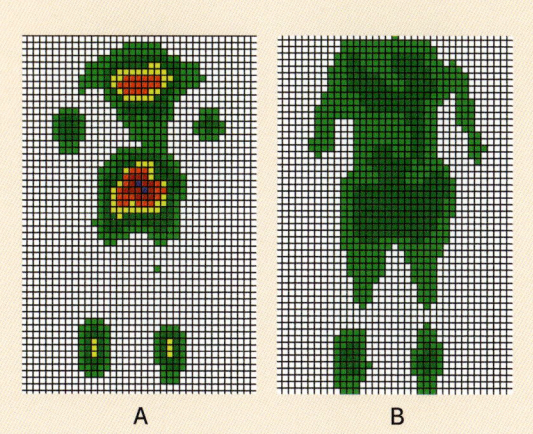

図1　エルゴチェックによる体圧測定例

表7　体圧分散寝具の種類による全身体圧分布の違い

タイプ	静止/圧切替	商品名（メーカー）／厚み	仰臥位　臀部最大圧	完全側臥位　肩部/大転子部最大圧
汎用タイプ①	薄型静止型	1. ソフトナース（ラックヘルスケア）／3cm	30mmHg	58/44mmHg
汎用タイプ①	薄型静止型	2. アイリス2（ケープ）／7.5cm	25mmHg	41/32mmHg
汎用タイプ①	薄型静止型	3. ダブルウェーブマットレス（シーホネンス）／8cm	42mmHg	65/29mmHg
汎用タイプ①	薄型静止型	4. フローラ/S"（ケープ）／9cm	24mmHg	31/26mmHg
汎用タイプ②	厚型静止型	5. スーパーフレックス（シガドライセンター）／10cm	27mmHg	42/31mmHg

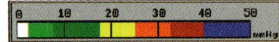

被験者：女性　身長162cm　体重49kg　BMI18.6
測定器：エルゴチェック®（ABW社製）
注）測定器の誤差は±4mmHg．体圧値（mmHg）は参考値としてください．
　　別条件下で測定したほかの既存データとの比較はしないようにしてください．

特　徴
分散効果（接触面積の広がり）を上げるために，低反発性ウレタンフォーム素材の点構造になっている．
2層構造のウレタンフォーム素材（上層：軟らかいウレタンフォーム，下層：高密度ウレタンフォーム）になっており，上層部は表面全体に特殊なカットが施され，除圧・分散機能を高める構造になっている．
ポリエステル繊維，垂直・水平ウェーブ構造，厚み8cmの特徴を有し，バネ性・耐久性による除圧・分散機能を図るように構成されている．
ウレタンフォームの三層構造，厚み9cm．1層に低反発ウレタンフォーム，2層に粘弾ウレタンフォーム，3層に左右／軟性ウレタンフォーム，中側／高硬度ウレタンフォームという構造をもち，人間の基本的な生理的彎曲に沿うように構成されている．
天然ゴムマットレス，厚み10cm．ゴム素材であるため，身体との密着性が図られ，接触面積が広く保たれる構造．

するが，ここでは臨床で体圧分散寝具を選択する際に，どのような視点から検討するのがよいかを述べていく．

まず，患者状態や条件などから総合的に評価する

表7からも，厚みが10cmを超える体圧分散寝具では，除圧・分散効果にあまり差がないことが指摘できる．そのため，厚み10cm以上の体圧分散寝具の選択を勧めたくなるが，コストも高いため，病院・施設では，ある一定数量を保有できないこともある．また，褥瘡の創の深達が褥瘡深達度分類（NPUAP分類）でⅠ・Ⅱ度とそれほど深くなく，リハビリテーションを積極的に進めていきたい患者などでは，10cm以上の厚みの体圧分散寝具を用いると，寝心地のよさから自ら動こうとしないことも考えられる．そのため，一概に厚み10cm以上のものを標準装備の体圧分散寝具にすべきだとは言及できない．

しかし，体圧分散寝具の厚みは褥瘡の治癒遅延に強い影響を及ぼすものである．そのため，患者の状態や条件を総合的に評価して，使用する体圧分散寝具を選択すること，その使用時期や使用方法を検討するのが重要だということは強調したい．

厚み10cm以上の体圧分散寝具の使用を推奨する対象（表8）

厚みが10cm以上の体圧分散寝具の場合，仰臥位から半座位，完全座位と上体を起こしても，仙骨部の最大圧を相当に除圧できる．そのため，骨突出が著明なケース，体重が重いケース，拘縮などが強く部分圧迫が想定できるケースでは，積極的に厚み10cm以上の体圧分散寝具を使用するの

表8　厚み10cm以上の体圧分散寝具の使用を推奨する対象

- 骨突出が著明
- 体重が重い
- 拘縮などが強く部分圧迫が想定できる
- 深い褥瘡（Ⅲ・Ⅳ度）がある

表7　つづき

タイプ	静止/圧切替	商品名（メーカー）	仰臥位	完全側臥位
		厚み	臀部最大圧	肩部/大転子部最大圧
汎用タイプ②	厚型静止型	6．エバーフィット（パラマウントベッド）		
		10cm	33mmHg	45/45mmHg
		7．ルフラン（モルテン）		
		10cm	27mmHg	44/36mmHg
		8．ソフィア（モルテン）		
		10cm	24mmHg	52/33mmHg
		9．ピュアレックス10（モルテン）		
		10cm	20mmHg	48/32mmHg
		10．サーモコントアマットレス（八神製作所）		
		11.5cm	30mmHg	46/37mmHg
		11．マキシーフロート（パラマウントベッド）		
		16cm	23mmHg	43/30mmHg

特　徴
3層構造で，厚さ10cm，リバーシブル仕様．上下層は，片面低反発ウレタンフォーム，片面高反発ウレタンフォーム，中層にポリエステルクッション材を使用．低反発ウレタンフォーム側ではエッジに硬いウレタンフォームを使用．
硬さの異なるウレタンフォーム（低反発と高反発）の2層構造で，厚さ10cm．
硬さの異なるウレタンフォーム（低反発と高反発）の2層構造で，厚さ10cm．
低反発のウレタンフォーム上に伸縮性の高いゲルを組み合わせている構造で，厚さ10cm．
低反発ウレタンフォームを使用．体温を感じてマットレス表面が変形，接触面積を増して分散機能を高めるように工夫が図られている．
高反発ウレタンフォームの三層構造（下層：固い，中層：やや軟らかい，上層：軟らかい）で，厚さ16cm．

がよいと考える．

　また，深い褥瘡をもつ患者にも10cm以上の厚みの体圧分散寝具を推奨する．Ⅲ・Ⅳ度の褥瘡の場合，細胞増殖に影響を及ぼす基底細胞が分断されている．そのため，創底部からの上皮化は期待できず，肉芽組織の増生に伴って辺縁から中心に向かって創が収縮していくため，治癒には長い時間を要する．治癒までの経過のなかで，創部に強い圧やずれが生じると，創のサイズや深さは軽減されない．少しでも創への負担を軽減し，治癒へ向かわせる環境を調整する意味からも，体圧分散寝具の厚みは10cm以上とし，肉芽の増殖を推進する治療・ケアを選択するのがよいと考える．

　昨今では，コンピューター内蔵の高機能マットレス（厚み15cm以上，圧切替型，コンピューター制御）も登場しており，さらに安定機能をもつものになっている．ICUでの管理やターミナル期の患者においては，有効な機能とされている．

表7 つづき

タイプ	静止/圧切替	商品名（メーカー） 厚み	仰臥位 臀部最大圧	完全側臥位 肩部/大転子部最大圧
汎用タイプ③	薄型圧切替型	12. エアドクター（ケープ）		
		7.5cm	28mmHg	35/30mmHg
		13. ハッピーウェイブ（三和化研工業）		
		8cm	20mmHg	31/29mmHg
		14. プライムDX（モルテン）		
		9cm	22mmHg	48/32mmHg
	厚型圧切替型	15. トライセル（ケープ）		
		10cm	21mmHg	28/30mmHg
高機能タイプ		16. プライムレボ（モルテン）		
		10cm	17mmHg	36/27mmHg
		17. アドバン（モルテン）		
		16cm	16mmHg	35/27mmHg

特　徴
圧切替型エアマットレス．
分割セルタイプの圧切替型エアマットレス．
体圧の表示の変形（横一線状態でなく，カーブしている）がある．膨張100％：収縮50％の圧切替方式（完全にセルの空気が0にならない構造．通常の圧切替型は，100対0で圧の切替が起こる），単層構造．セルの形状が縦方向・横方向の圧切替を行うツイストライン構造（横一線形状でなく，軽度のねじれをもたせている）になっているため，マットレス中央部の張力低減が図られる．
2層式エアセル，圧切替型，厚み10cm．縦長のセルにより上層部の空気が下層部に流れることで，セルがつぶれにくく（底づき防止），安定性が保たれる．24本のセルが3本ワンユニット（2本が膨らみ，1本が縮む．硬い・硬い・軟らかいの繰り返し構造）となって，膨張収縮を繰り返すことで，全体の2/3の接触面積が得られ，分散機能が図られる．
独立した2層構造と，縦方向だけでなく横方向の圧切替を行うツイストライン（ねじれ）構造により，接触面積を広げられる．圧切替型と静止型の使い分けが可能で，使用上汎用性がある．
独立3層式バンプ構造．コブ様セルから，体表の接触面積を平面から球面で受けることで張力の低減が図られる．圧切替型と静止型の切り替えが可能で，使用上汎用性がある．

表7　つづき

タイプ	静止/圧切替	商品名（メーカー） 厚み	仰臥位 臀部最大圧	完全側臥位 肩部/大転子部最大圧
高機能タイプ	厚型圧切替型	18．ビッグセル-Ex（ケープ） 18cm	17mmHg	27/30mmHg
特殊タイプ	薄型圧切替型	19．スーパー介助マットK02（モルテン） 7cm	23mmHg	20/19mmHg
特殊タイプ	厚型圧切替型	20．クレイド（モルテン） 16cm	15mmHg	10/18mmHg

Column

なぜ10cm以上の厚みの体圧分散寝具が推奨されるのか

体圧分散寝具の厚みに10cm以上が推奨される理由は，須釜による検討に依拠する[2]．

同一被験者に，計測当時（2001年頃）に市販されていた32の体圧分散寝具の最大圧を測定した結果，厚み10cm以上の形状では，最大圧が褥瘡発生危険圧の32mmHg以下に抑えられることが示された．このことから，厚み10cm以上の構造をもつ体圧分散寝具では，仰臥位において除圧効果が高いことがわかった．

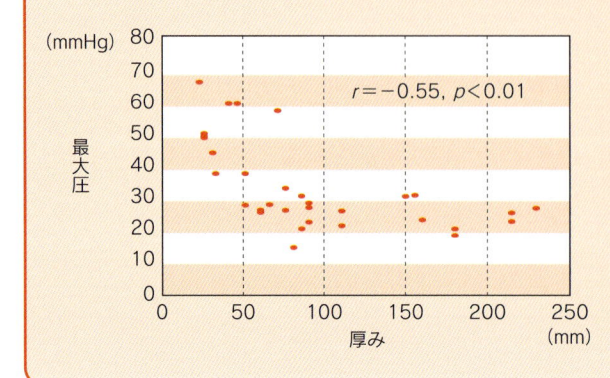

$r=-0.55, p<0.01$

健康成人1名を対象に32の市販されている体圧分散寝具を使用して測定（仰臥位）

厚みが10cm以上ある寝具の体圧は32mmHg以下であるが，10cm未満の寝具においては体圧値にばらつきがあることがわかる．

（須釜淳子：褥瘡を予防する―適切な体位と寝具―．宮地良樹，真田弘美編著：褥瘡のすべて．永井書店；2001．p17[2]．より）

2 体圧分散寝具の種類による効果の違いと選択法

特　徴
2層式エアセル，3本ワンユニット（2本が膨らみ，1本が縮む．硬い・硬い・軟らかいの繰り返し構造），厚み18cm．隣接するエアセルへ影響を及ぼさないので，骨突出などの場合，突出部の除圧を可能とし，突出部の底づきを予防する．厚みも厚いため，除圧・分散機能が図られる．圧切替型と静止型の使い分けが可能で，使用上汎用性がある．
自動体位変換エアマットレス機能により，側臥位でも接触面積を広げられ，分散機能が図られる．膨張100％：収縮50％の圧切替方式により，セルの空気が減ってもつぶれない．
自動体位変換エアマットレス機能により，側臥位でも接触面積を広げられ，分散機能が図られる．厚み16cm．膨張100％：収縮50％の圧切替方式，独立3層式バンプ構造で球面で接するので，接触面積が広がる．圧切替型と静止型の使い分けが可能で，使用上汎用性がある．

文献
1) 熊川良幸：エアパック式圧力センサーによる褥瘡予防マットレスの体表面積接触圧測定．第11回リハ工学カンファレンス．1996．
2) 須釜淳子：褥瘡を予防する－適切な体位と寝具－．宮地良樹，真田弘美編著：褥瘡のすべて．永井書店；2001．p17．

3 体圧分散用具の種類による効果の違い

体圧分散用具の種類による体圧の違い

筆者が行った質問調査[1]では，体位変換時に使用する物品そのもの，また物品を用いたかかわりに対する看護師の意識が低いことが示された．その理由として，臨床現場で物品をなかなか導入できない事情も考えられるが，看護師がもっと物品の機能・構造を理解し，それらの導入の必要性を認識する必要がある．

そこで，ここではポジショニング枕など体位変換用具の種類（素材）による除圧・分散の違いについて確認していきたい．

各体位でのポジショニングの目的・留意点

素材による除圧・分散の違いについて述べる前に，各体位でのポジショニングの目的と施行時の留意点についてまとめておこう．

まず目的であるが，どの体位においても，その体位を持続することから起こる弊害を予測し，その弊害を最小にするための除圧・分散状態の向上を目指すことにあるといえる．

一方，留意点としては，以下のことがあげられる．

仰臥位では，人間の体重比重と生理的彎曲といった骨格との関係から，臀部・肩甲骨部・下腿部・頭部の部分圧が高くなるので，こうした部分の除圧・分散に留意することがあげられる．本項では一例として，背部から腰部の接触面積を広げられ，臀部の除圧・分散が期待できるよう，下腿部への介入例を示した．

30度側臥位は，体軸を30度斜めにすることから，臀部や肩甲骨部などの接触面積が増し圧迫を回避できる．しかし，その反面，下面になる体側部の肩周辺，大転子部や腸骨部の部分圧が増すため，ポジショニング枕を利用していかに接触面積を広げられるかに注意を要する．

完全側臥位は，接触面積が身体幅になるため，肩・臀部・外踝部に部分圧の上昇が起こる．そのため，これらの部分圧の上昇をどう改善できるかを考慮するとともに，狭くなった接触面積をいかに広げるかが留意点といえる．

このように，それぞれの体位にその体位ならではの課題がある．また，その課題を解決するために行った新たな体位においても次なる課題が発生するなど，弊害は円還する．そのため，その解決においては，単にどのような体位づけを行うかに留まらず，どのようなポジショニング枕をどう挿入するか，さらに基本になる体圧分散寝具とどのように組み合わせると除圧と分散状態が改善するかなど，相互に関係し合う組み合わせを意識することが重要になる．

体圧の測定方法と検討内容

表9は，仰臥位，30度側臥位，完全側臥位のポジショニングにおいて，異なる素材のポジショニング枕を使用した際の体圧図と，枕の挿入部位の最大圧を示したものである．体圧の測定には，エルゴチェック®を用いた．また，ベースとなる体圧分散寝具は，一般的な硬いマットレス（薄型静止型）と体圧分散式静止型マットレス（厚型静止型，ソフィア®）の2種類を使用し，マットレスによる体圧の違いもみている．

ここでは，同一被験者が臥床したときの最大圧を測定しているが，体圧分散寝具の測定と同様に，別条件下で測定した場合に，必ずしもデータ・測

定結果が一致したものになるとは限らないことをお断りしておく．

体圧図の見方は，基本的に体圧分散寝具の場合と同様であるが，体圧分散用具では用具（ポジショニング枕）を使用したことによって問題となる部分の圧が低減されたかどうか（データの改善），用具を使用したことで接触面積が広がり，分散状態がよくなったかどうかを見極めなくてはいけない．そのほかに使用感としての心地よさの確認なども重要である．

仰臥位での体圧の比較

①ポジショニング枕不使用時

一般的な硬いマットレス使用時：背部に赤と黄色，仙骨部に青・赤・黄色が示され，除圧状態が悪い．体幹が島状に示され，分散状態も非常に不良である．

体圧分散式静止型マットレス使用時：仙骨部の一部に黄色が示されているが，除圧状態の改善が図られている．また，体幹が全体として広く描かれていることから分散状態も良好である．

②基準枕

一般的な硬いマットレス使用時：基準枕を下肢に挿入したことで下肢部が高くなり，腰部の生理的彎曲角が鈍角となったため，腰部の接触面積が広がり分散状態が幾分か改善している．また，下腿部の接触面積も広がっている．しかし，基準枕は硬いため，浮腫や痩せなどの患者では，時間が経過するにつれ，下腿後面の部分圧迫が増加する．

体圧分散式静止型マットレス使用時：仙骨部に極小さな黄色が示されているが，除圧と分散状態は改善している．下肢最大圧も薄型静止型マットレス使用時の16mmHgと比較して11mmHgと改善されている．

③ビーズ

一般的な硬いマットレス使用時：背部に黄色，仙骨部に青・赤・黄色が示され，除圧状態は不良である．下腿部も極一部だが黄色で示されている．枕を挿入したことで，素材の硬さの影響から下肢最大圧が不使用時よりも高くなっている（ポジショニング枕不使用時12mmHg→ビーズ枕使用時18mmHg）．分散状態は，体幹部が島状に示され，また接触面積も小さいことから，不良である．枕によってある程度高さが増加する（身体の幅に近づく）ことは，腰部接触面積の広がり，分散状態に影響する．

体圧分散式静止型マットレス使用時：全体が緑で示され，除圧状態は良好である．しかし，下肢部のビーズクッション使用部の圧は，不使用時と比べ若干高くなっており（ポジショニング枕不使用時10mmHg→ビーズ枕使用時12mmHg），除圧状態はあまりよいとはいえない．分散状態は，下肢の接触面積があまり広くなく，不良である．

④羽毛

一般的な硬いマットレス使用時：背中に黄色，仙骨部に青・赤・黄色が示され，除圧状態は不良である．分散状態は，下腿部は柔らかな素材のため接触面積がかなり広がっており良好である．しかし，軟らかい反面，高さを出すことができないため，腰部では接触面積を広げることができず，上体の分散状態はやや不良である．

体圧分散式静止型マットレス使用時：仙骨部に黄色が示され，除圧状態はやや不良である．羽毛は素材の軟らかさから圧を吸収する傾向があるといえるが，腰部の圧までを下腿部で受けて分散することはできず仙骨部の圧を除けていない．

⑤タオルケット

一般的な硬いマットレス使用時：背部に黄色，仙骨部に青・赤・黄色が示され，除圧状態は不良である．腰部と臀部もくびれ，分散状態も不良．下腿全体の接触面積は増し，分散状態は改善している．しかし，タオルケット表面のループが，摩擦係数を高めたり，長時間使用すると形がくずれる（高さが得られなくなる）ことから，除圧（ポジショニング枕不使用時12mmHg→タオルケット使用時16mmHg）・分散状態を低下させる．

表9 ポジショニング枕の種類による体圧の比較
① 仰臥位

ポジショニング枕の種類	体圧分散寝具	
	一般的な硬いマットレス（薄型静止型）	体圧分散式静止型マットレス（厚型静止型）
	下肢最大圧	下肢最大圧
ポジショニング枕不使用	12mmHg	10mmHg
基準枕	16mmHg	11mmHg
ビーズ	18mmHg	12mmHg
羽毛	18mmHg	13mmHg

被験者：女性　身長162cm　体重49kg　BMI18.6
測定器：エルゴチェック測定システム（ABW社製）
注）測定器の誤差は±4mmHg．体圧値（mmHg）は参考値としてください．
　　別条件下で測定した他の既存データとの比較はしないようにしてください．

体圧分散式静止型マットレス使用時：体幹と下腿部分に分かれ，除圧・分散状態は良好である．しかし，時間経過に伴う型くずれから，除圧・分散状態の低下を招く可能性がある．

⑥ゲル

一般的な硬いマットレス使用時：背部に黄色，仙骨部に青・赤・黄色が示され，除圧状態は不良である．分散状態は，下腿部は接触面積もまず広がっており良好である．厚みが薄いため，腰部の分散を改善できていない．

体圧分散式静止型マットレス使用時：体幹・下腿ともに除圧・分散状態は良好である．クッションの厚みが増すと，一層腰部の分散や下腿部の分散が得られる．

⑦ポリウレタン・チップ

一般的な硬いマットレス使用時：背部に黄色，仙

3 体圧分散用具の種類による効果の違い

ポジショニング枕の種類		体圧分散寝具	
		一般的な硬いマットレス （薄型静止型）	体圧分散式静止型マットレス （厚型静止型）
		下肢最大圧	下肢最大圧
タオルケット		16mmHg	12mmHg
ゲル		12mmHg	11mmHg
ポリウレタン・チップ		16mmHg	13mmHg
ウレタンフォームスティック		13mmHg	10mmHg

＊下肢最大圧を測定しているのは，ポジショニング枕の素材の違いによる部分圧迫への影響について明らかにするためである．

骨部に青・赤・黄色が示され，除圧状態は不良である．分散状態は，体幹部は腰部にくびれがみられ接触面積が広がっておらず不良である．下腿部は枕にある程度の厚みがあるため，また，枕の素材の軟らかさから接触面積が増大しており良好である．

体圧分散式静止型マットレス使用時：仙骨部は黄色が示され，除圧状態はやや不良であるが，分散状態は良好である．下腿部は広い接触面積が得られ，除圧・分散とも良好である．

⑧ウレタンフォームスティック

一般的な硬いマットレス使用時：背部に赤・黄色，仙骨部に青・赤・黄色が示され除圧状態は不良だが，下腿部は緑色を示し除圧状態は良好である．分散状態は，背部・仙骨部は島状になり不良だが，下腿部は接触面積が増大し，良好である．

体圧分散式静止型マットレス使用時：仙骨部の一部に黄色が示され，除圧状態はやや低下している．分散状態は，下腿部の接触面積が広く，良好である．

表9 つづき
②30度側臥位

ポジショニング枕の種類	体圧分散寝具	
	一般的な硬いマットレス (薄型静止型)	体圧分散式静止型マットレス (厚型静止型)
	背部最大圧	背部最大圧
基準枕	16mmHg	15mmHg
ビーズ	18mmHg	15mmHg
羽毛	17mmHg	13mmHg

30度側臥位での体圧の比較

①基準枕
一般的な硬いマットレス使用時：右肩に赤と黄色，大転子部に赤と黄色が広範に示されていて除圧は不良である．分散状態は，体幹は比較的良好だが，下腿は島状に示され不良である．体幹や下腿部など基準枕に接触する部分の圧が高くなる可能性が考えられる．

体圧分散式静止型マットレス使用時：右大転子部の極一部に黄色の箇所があるが，除圧状態は良好である．分散状態は，体幹は良好，下腿部は島状に示され不良である．基準枕の使用時間が長くなると，接触部分の圧が高くなる可能性が考えられる．

②ビーズ
一般的な硬いマットレス使用時：頭部と右肩部に赤と黄色，大転子部には広範に赤と黄色が示され，除圧状態は不良である．分散状態は，体幹部は広い接触面積が得られず，下腿部は島状に示され，不良である．これは，枕の高さが低いこと，ビーズ素材は体重などを受けると形状を変化しやすいことから，目的とする体位（30度）を維持しにくいためと考えられる．

体圧分散式静止型マットレス使用時：頭部，大転子部が黄色で示され，除圧状態は不良である．分散状態は，体幹部は広い面積で示され良好，下腿部は島状に示され不良である．

③羽毛
一般的な硬いマットレス使用時：右肩に赤と黄色，大転子部に赤と黄色が示され，除圧状態は不良である．分散状態は，体幹は枕の挿入により接触面積が広がっており，まずまず良好である．下肢は接触面積が縦長に広がり，分散状態

3 体圧分散用具の種類による効果の違い

ポジショニング枕の種類	体圧分散寝具	
	一般的な硬いマットレス（薄型静止型） 背部最大圧	体圧分散式静止型マットレス（厚型静止型） 背部最大圧
タオルケット	22mmHg	15mmHg
ポリウレタン・チップ	14mmHg	14mmHg
ウレタンフォームスティック	15mmHg	16mmHg

＊背部最大圧を測定しているのは，挿入した傾斜つき枕により影響を受ける部位であるため．

の改善がみられる．

体圧分散式静止型マットレス使用時：右肩部の極一部に黄色，大転子部に黄色が示され，除圧状態はやや不良である．分散状態は，体幹は表面積が2倍近くに増え，良好である．下腿部もやや広く示され，まずまず良好である．

④タオルケット

一般的な硬いマットレス使用時：右肩に赤と黄色，背部に黄色，大転子部に青・赤・黄色が示され，ここで取り上げている枕の素材のなかで除圧状態はもっとも悪い．分散状態は，体幹部は島状に示され，下腿部も狭い接触面積で島状に示され，不良である．バスタオルでは，圧を右大殿筋に集中させることができないといえる．

体圧分散式静止型マットレス使用時：右脇部に極わずかに黄色，大転子部に赤と黄色，腰部にも赤と黄色が示され，除圧状態は不良である．分散状態は，体幹が3つのパーツに島状に分かれており，下腿部もまとまりがなく島状に点在しており，不良である．

⑤ポリウレタン・チップ

一般的な硬いマットレス使用時：右肩部に黄色，大転子部に赤と黄色が示され，除圧状態はやや不良である．接触面積は広く分散状態は良好である．下腿部も比較的広い面積が示され，分散状態は良好である．

体圧分散式静止型マットレス使用時：脇に極一部の黄色，大転子部に黄色が示されるほか，接触面積も広く除圧・分散状態ともに良好である．下腿部も広い面積が示され，分散状態は良好である．

⑥ウレタンフォームスティック

一般的な硬いマットレス使用時：右肩部に黄色，

表9 つづき
③ 完全側臥位

ポジショニング枕の種類	体圧分散寝具	
	一般的な硬いマットレス（薄型静止型） 肩部最大圧 大転子部最大圧	体圧分散式静止型マットレス（厚型静止型） 肩部最大圧 大転子部最大圧
ポジショニング枕不使用	33mmHg 56mmHg	26mmHg 35mmHg
基準枕	45mmHg 39mmHg	49mmHg 29mmHg
ビーズ	52mmHg 48mmHg	43mmHg 28mmHg
羽毛	45mmHg 33mmHg	36mmHg 29mmHg

大転子部に赤と黄色が示されるが，除圧状態は良好といえる．分散状態は，体幹部は一部にくびれなどがあるがまずまず良好．下腿部は広い面積が示され良好である．

体圧分散式静止型マットレス使用時：頭部の一部に黄色，大転子部の一部に黄色が示されるが，除圧状態は良好といえる．分散状態は，体幹部はかなり広い面積で示されており，下腿も接触面積が広く，良好である．

完全側臥位での体圧の比較

① ポジショニング枕不使用時

一般的な硬いマットレス使用時：右肩から脇にかけて赤（33mmHg）と黄色，大転子部に青（56mmHg）・赤・黄色が示され，除圧状態はとても悪い．接触面積は細長く，また下腿部も小さな島状に示され，分散状態は不良である．

体圧分散式静止型マットレス使用時：頭部の一部

3 体圧分散用具の種類による効果の違い

ポジショニング枕の種類		体圧分散寝具	
		一般的な硬いマットレス（薄型静止型） 肩部最大圧 大転子部最大圧	体圧分散式静止型マットレス（厚型静止型，ソフィア®） 肩部最大圧 大転子部最大圧
タオルケット		43mmHg 36mmHg	33mmHg 28mmHg
ポリウレタン・チップ		42mmHg 35mmHg	31mmHg 30mmHg
ウレタンフォームスティック		32mmHg 31mmHg	30mmHg 22mmHg

＊肩部最大圧と大転子部最大圧を測定しているのは，体位変換によって，部分圧変化の影響を受ける部位であるため．

の赤と黄色，肩部に赤（26mmHg）と黄色，大転子部に赤（35mmHg）と黄色が示され，除圧状態は不良である．体幹の接触面積は広く分散状態は良好であるが，下腿部は小さい島状が続いていて分散状態は不良といえる．

②基準枕
一般的な硬いマットレス使用時：右肩部に青（45mmHg）・赤・黄色，脇の一部に黄色，大転子部に赤（39mmHg）と黄色が示され除圧状態は不良である．分散状態は，体幹部は基準枕の高さが低いために枕に体重を預けられず接触面積が狭くなるため不良，下腿部も膝部を中心に接触する程度のため不良である．

体圧分散式静止型マットレス使用時：右肩部に青（49mmHg）・赤・黄色，大転子部も赤（29mmHg）と黄色，下腿部は膝部に一部黄色が示され，除圧状態は不良である．分散状態は，体幹部や膝部の接触面積が広がらず不良である．

③ビーズ
一般的な硬いマットレス使用時：右肩部に青（52mmHg）・赤・黄色，大転子部に青（48mmHg）・赤・黄色が示され，除圧状態は不良である．分散状態は，体幹部は広い接触面積が得られず，下腿部は比較的大きな島に分かれており，不良である．

体圧分散式静止型マットレス使用時：肩部に青（43mmHg）・赤・黄色，大転子部に赤

（28mmHg）・黄色が示され，除圧状態は不良である．これは，枕が低いことが影響している．体圧分散寝具の除圧状態が優位となっている状態である．分散状態は，体幹部は接触面積が狭く，下腿部は島状で分散していて，不良である．

④ 羽毛
一般的な硬いマットレス使用時：右肩に青（45mmHg）と赤・黄色，大転子部に赤（33mmHg）と黄色が示され，除圧状態はやや不良である．分散状態は，体幹は接触面積が広く比較的良好である．羽毛は軟らかい素材のため体重を預けやすいが，軟らかい反面，厚み（高さ）を維持することができない．そのため，体幹は枕に覆いかぶさる形状となり，胸郭がしっかり開いた状態を損ない，苦しく，安楽を障害された状態になる．下腿部は，しっかり枕に乗り，接触面積は広がっていて分散状態は良好である．

体圧分散式静止型マットレス使用時：肩部に赤（36mmHg）と黄色，大転子部に赤（29mmHg）と黄色が示され，除圧状態は不良である．分散状態は，体幹は接触面積が広がり，下腿部も枕にしっかり乗り，良好である．

⑤ タオルケット
一般的な硬いマットレス使用時：右肩部に青（43mmHg）・赤・黄色，大転子部に赤（36mmHg）と黄色が示され，除圧状態は不良である．分散状態は，体幹部はタオルケットに十分に体重が預けられていない（十分な厚み（高さ）を維持できない）ため，接触面積が広がっておらず，下腿部は島状に示され，不良である．

体圧分散式静止型マットレス使用時：右肩に赤（33mmHg）と黄色，大転子部に赤（28mmHg）と黄色が示され，除圧状態は不良である．分散状態は，接触面積が不十分で不良である．

⑥ ポリウレタン・チップ
一般的な硬いマットレス使用時：右肩部に青（42mmHg）と赤・黄色，大転子部に赤（35mmHg）と黄色が示され，除圧状態は不良である．分散状態は，体幹部の接触面積は広めではあるがやや不良である．羽毛と同様に，軟らかい素材のため，体重を十分に受けられず，接触面積が広がらないといえる．下腿部は，軟らかい素材に体重が十分にのっているため，接触面積は比較的広がっており，良好といえる．

体圧分散式静止型マットレス使用時：肩部に赤（31mmHg）と黄色，大転子部に赤（30mmHg）と黄色が示され，除圧状態はやや不良である．分散状態は，接触面積があまり広くなく，やや不良である．

⑦ ウレタンフォームスティック
一般的な硬いマットレス使用時：右肩部に赤（32mmHg）と黄色，大転子部に赤（31mmHg）と黄色が示され，除圧状態はやや不良である．分散状態は，体幹部は接触面積は増えているが島状でつながっておらずやや不良，下腿部は比較的接触面積が広く良好である．

体圧分散式静止型マットレス使用時：肩部の一部に赤（30mmHg）と黄色，大転子部に黄色（22mmHg）が示されているが，除圧状態はまずまず良好である．分散状態は，体幹部・下腿部とも接触面積が広がっており，良好である．

■ 文献
1) 堂尾弥生：ポジショニングに関するエビデンスの追求，―支持枕への検討―，平成 14 年度山口県立大学看護学部卒業論文．2003．

第4章 ポジショニングの援助技術

　褥瘡予防のためのポジショニングでは，体位変換時に起こる圧とずれをいかに小さくするか，また圧分散のよい体位づけ（ポジション）をどう行うかが重要である．そして，その体位づけは，個々の患者にとって安楽・安全なものでなければならない．
　ここでは，ポジショニングを行ううえで押さえておくべき圧とずれのメカニズムと，標準的な体位変換に伴うポジショニングについて，患者の個別性，安楽・安全の視点を踏まえながら解説していく．

1 体位変換時に生じるずれと圧のメカニズム

ずれと圧（圧迫）が，褥瘡の発生や増悪の要因であることは明らかになっている．

褥瘡発生と圧の関係は，すでに1970年代に，Rogersら[1]やDinsdale[2]により報告されているが，同一部位に，一定以上の圧力が，一定時間以上加わり続けることで，局所皮膚の血流が途絶え，阻血性の壊死が起こることがわかっている[1,3]．

褥瘡発生とずれについては，Dinsdale[2,4]が，豚の臀部をこすり，こすった部分を圧迫した結果，わずかな圧で傷が発生したが，正常部分を圧迫した場合では高い圧をかけても傷が発生しなかったことを明らかにしている．さらにずれのメカニズムについて，生体工学的アプローチ[5]からも，圧迫から発生する生体組織への影響が，応力として説明されるようになった．

これらのことから，褥瘡患者へのポジショニングでまず押さえておかなければならないのは，体位変換時に起こる「ずれ」と「圧（圧迫）」といえる．

「仰臥位から座位」の体位変換時に生じるずれ・圧迫

臨床でよく行われるのは，「仰臥位から座位」への体位変換である．安静臥床から安静が解かれたとき，あるいは日常生活行動を徐々に自立した方向へ支援するとき，また寝たきり・寝かせきりでの弊害を最小にするためには，寝た状態（仰臥位）から起きる（起こす，座位にする）ことが必要となる．

最近では，リクライニングベッドの「背上げ・背下げ」機能を使ってこの体位変換が行われることが多くなっている．しかし，介助する看護師は見た目，つまり「形」として仰臥位から座位へと目指す体位に変更できていることから「うまく行えた」「これでよし」と思ってしまいがちではないだろうか．

実はこのときに，ベッドの「背上げ・背下げ」機能により方向づけられる力と，患者の身体に生じる重力に従い落下する力という，相反する力が生じている（図1）．この相反する力は，表皮と皮下組織にかかる．表皮と皮下組織は異なる方向に引っ張られ，このときにずれが生じるため，褥瘡創部の傷を大きくしたり，ポケットを発生させることになる．

これまで私たち看護師は，このような状態に気付かないまま

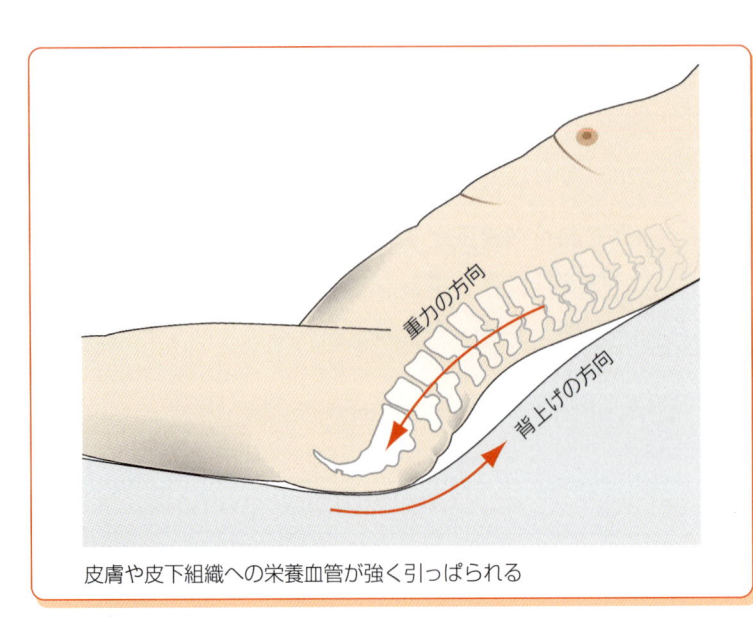

図1　ずれの発生

に，見た目に美しい体位変換が行えていることに満足していたのではないだろうか．さらにいえば，疑問を抱くことさえなく行っていたのではないだろうか．

背上げ・背下げによるずれ・圧迫 DVD▶①

仰臥位から座位への体位変換時に生じるずれと圧（圧迫）についてみていこう．

表1は，ベッドの背上げ・背下げに伴い生じるずれと圧を全身体圧計（エルゴチェック®）により見たものである．この測定では，褥瘡発生リスクの高い患者を想定し，動けないことを前提に，リクライニング機能を使って，膝上げ・背上げ，背下げ・膝下げを行った．

測定結果から，膝上げ・背上げの順に行い，挙上角を増していくと，徐々に背中から臀部にかけて高い圧が発生しているのがわかる．この圧は，ベッドに押さえ込まれるような圧迫と違和感として自覚される．

これは，健常者が電動リクライニングベッドを自分で操作することでも容易に体験できる．いかに，背中から臀部に強い痛みと違和感を生じるかがわかるだろう．実際に体験した多くの看護師は，「背抜き」ケアの重要性を強く認識し，「決して軽んじてはならない」と口々に感想を述べている．

健康な人を対象に，何も条件を加えずに同様な実験を行うと，ベッドが30度程度挙上した段階で，背中を浮かせたり，臀部を左右交互に浮かしたりする．さらに挙上角度が増すと，座り直しを行うことが確認できる．これは，局所にかかる圧への対処行動であり，何より苦痛を緩和するために「自力で行う行為」である．しかし，褥瘡が発生するような患者の場合，自力で身体を調整することができない．このことを忘れてはならない．

この健常者が行う「座り直し」を介助者が代替する行為が「背抜き」である．「背抜き」とは，背中から臀部にかけて生じる圧やずれを解放する方法で，それにより違和感や痛みを軽減するとともに，皮膚表面に起こるずれを調整する．「背抜き」を行わないと，ベッドの背上げによって臀部周囲では，ベッドに張り付いた状態で生じる上方向のずれと，重力の関係から身体が落下する方向に働くずれとが拮抗する．褥瘡がある場合，創の拡大やポケット形成を誘発するリスクが高まることになる．

背抜きの方法

臨床でこのような経験をしたことはないだろうか．仰臥位から座位への体位変換を行った後，1時間ほどかけて経鼻栄養の注入や食事介助を行う．しかし，注入中に徐々に体が傾いて姿勢がくずれたり，食事が終了しないうちに患者から「寝かせてほしい」と訴えられる．

これは，「ずれ」や「圧（圧迫）」への対応や配慮の欠如から生じる苦痛といえる．この「ずれ」や「圧（圧迫）」への有効な対策が「背抜き」である．

表1からも「背抜き」の重要性は理解できたと思う．体位変換ケアに「背抜き」をプラスすることがポジショニングでは重要である．

それでは，「背抜き」はどのように行えばよいだろうか．

背抜きには，①ベッド側を押し，ずれや圧を調整する方法，②身体の片側ずつを浮かし，ずれや圧を調整する方法，③患者の背部全体を浮かす方法（抱き起こし，側臥位などを使う），がある．

この3つの方法のどれを選択するかは，まずは患者が有する制限項目に照らすこと，次に看護師のやりやすさから決める．患者の制限項目とは，たとえば仰臥位のままにしておく必要がある（側臥位にすること，あるいは抱き上げることなどができない）ケース，これは脊髄損傷患者の急性期で患部の絶対安静が必要なときや，脳外科手術の術前後で頭部の安静が必要とされる場合などである．そのほか，患者の体重が重い場合なども制限項目となる．この場合，背部全体を浮かす（抱き起こす）のは難しいので，側臥位にして背部全体を浮かす方法を選択する（ただし，体位に制限がない場合に限る）．

このように患者に制限項目がある場合以外は，

表1 背上げ・背下げに伴う圧の変化とそのメカニズム

体位	体圧図	圧の変化とメカニズム
仰臥位		人間の生理的彎曲に応じて体圧が発生する．体圧図では頭部と臀部の圧を中心に観察する．（ここでは厚型静止型のウレタン系マットレスを使用しているため，頭部のみ圧が高くなっている．）
30度背上げ		ベッドは上方へ上がるが，体は重力により下がる．かかる力の方向の行き違いにより，背中と臀部に圧が生じる．
60度背上げ		挙上角が増し，力の方向の行き違いは増幅する．それが背中と臀部の圧の増加に反映する．患者は，背中から臀部が張り付いたような違和感や強い痛みを感じる．
75度背上げ		最上角までの上昇．背中から臀部に生じた違和感や痛みは最大となる．体圧も最大に達する．従来のケアでは，ここで仰臥位から座位への体位変換は終了したとみなされ，次のケア（食事介助や経鼻注入，気分転換など）が行われていた．
背抜き		「背抜き」は，背部から臀部に張り付いた力を解放する方法である．自由に体を動かせる患者は，ここまでの段階で，自力で上手に張り付きや圧を抜くことができる．しかし，動けない患者はそれができない． このときに下腿から踵部にかけても浮かすようにする．特に踵部は，ベッドに張り付き部分圧迫を起こす可能性が大きい．背部を動かしたからといって，踵部まで浮かせているとは限らない．

被験者：女性　身長162cm　体重49kg　BMI18.6
測定器：エルゴチェック®測定システム（ABW社製）
体圧分散寝具：厚型静止型マットレス（ソフィア®）

1 体位変換時に生じるずれと圧のメカニズム

体位		体圧図	圧の変化とメカニズム
75度座位			背抜きを行ったことで、行き違っていた力の方向が是正され、背中の圧が減少する。臀部の圧も低下し、高い圧がかかる範囲も縮小する。違和感や痛みも減少し、患者は自然にベッドに体を預けることができるようになる。
60度背下げ			背下げとともに、75度の時点に留まろうとする（上方向の）力と、体が徐々に下方に引っ張られる（下方向の）力が生じる。上方向と下方向の力とが拮抗するため、背中に張り付きが起こり（接触面積が広がり）、臀部の圧は減少するが、身体感覚として違和感を生じる。
30度背下げ			背下げ角度が180度に近づくにつれ、上方向の力と下方向の力との拮抗関係が増幅し、背中から臀部がベッドへ押されるようになる。そのため、背部から臀部への接触面積が広がるとともに、背部圧が増加する。
仰臥位			180度臥位（仰臥位）になっても、背下げによる下方向の力は持続する。そのため、背中から頭は平坦な位置よりも下方（頭が下がった）へ引っ張られるように感じ、背中の圧は高くなる。患者は、不安定感とともに不快症状を呈する。臀部圧はかかる重力の低下に伴い減少する。
背抜き			ここで「背抜き」を行うことで、下方向の力が是正されるため、背中へ集中した圧は解消される。患者は頭が正しい位置に置かれたと認識でき、不快症状は軽減する。

注）測定器の誤差は±4mmHg。体圧値（mmHg）は参考値としてください。
別条件下で測定したほかの既存データとの比較はしないようにしてください。

「看護師のやりやすさ」を選択基準にしてよいと考える．背の高さや腕の長さなど，看護師の身体的特徴とも相まって，やりやすい方法は人によって異なる．そこで，無理なく安全に，安心して行える技術を身につけると同時に，自分にとってやりやすい方法を選択するとよい．

以下に，3つの背抜きの方法について具体的に解説していく．

■ 背抜きの方法①：ベッド側を押し，ずれや圧を調整する　DVD▶❷

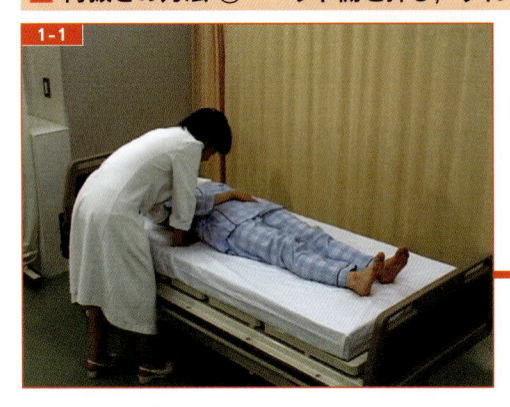

❶ スプリングを利用しながら，ベッドを押す．（1-1）

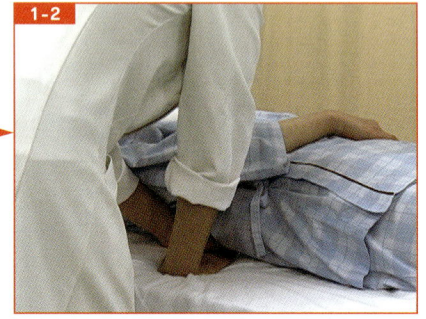

背中の張り付きをはがすようにする．（1-2）

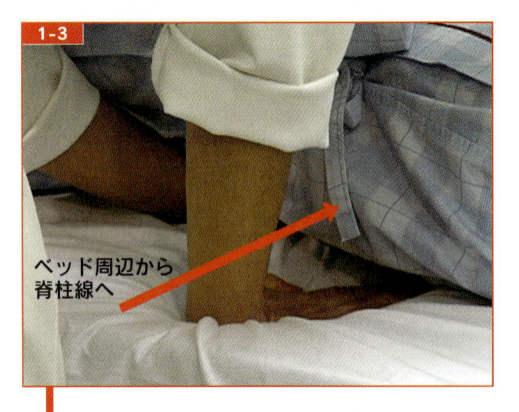

❷ 患者のベッド周辺（1-3）から中心（脊柱線）（1-4）に向かってしっかり手を挿入し，ベッドを押す．

❸ 背抜き後にシーツのしわを直す．

ベッド周辺から脊柱線へ

POINT
中心（脊柱線）に向かって，しっかり手を挿入する．

ここがポイント

- 患者の体重が重い場合，ベッドの周辺を押すのみとなりがちである．その場合，張り付いている背中全体や中心部の脊柱線までを押しはがすことができず，十分な背抜きの効果が得られないので注意する．
- いきなり背中に手を入れようとすると，患者の身体へずれ（衣服をよじるなど）を発生させる．介助者の手によって，ずれなどを起こしては意味がない．患者の身体へ影響を与えないためにも，患者のベッド周辺から中心（脊柱線）へ向かってベッドを押すことが重要である．

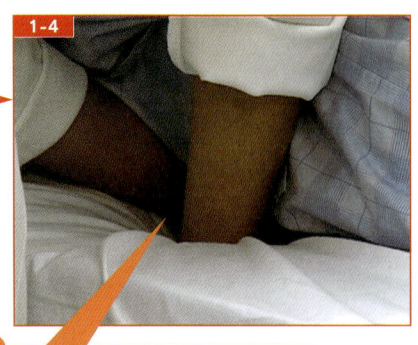

1 体位変換時に生じるずれと圧のメカニズム

■ 背抜きの方法 ②：片側ずつ浮かし，ずれや圧を調整する　DVD▶③

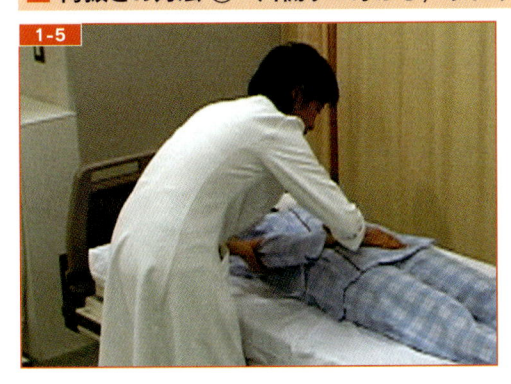

❶ 背抜きをする側の患者の手（右手）を腹部に乗せる．(1-5)

これはやってはダメ
麻痺側の場合，ベッド上に手を置いたままだと背抜き施行中に上肢が邪魔になったり，体の下に入り込んだりしてケガにつながる可能性がある．

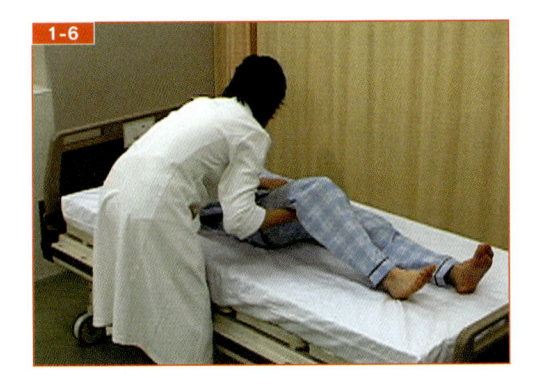

❷ 介助者が少ない力で患者の体を浮かすことができるように，背抜きする側の患者の膝（右膝）を曲げる．(1-6)
■ これにより，接触面積を少なくする（静止摩擦力を弱める）とともに，浮かすために必要な回転のための支点をつくることになる．

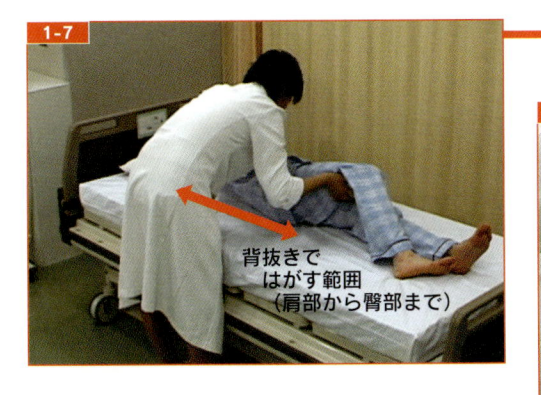

❸ 右肩部，右大腿部をもち，ベッドから離れるように背部をはがす．(1-7)

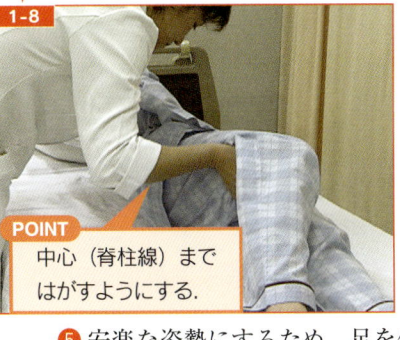

❹ 中心（脊柱線）までしっかりはがす．(1-8)

背抜きではがす範囲（肩部から臀部まで）

POINT 中心（脊柱線）まではがすようにする．

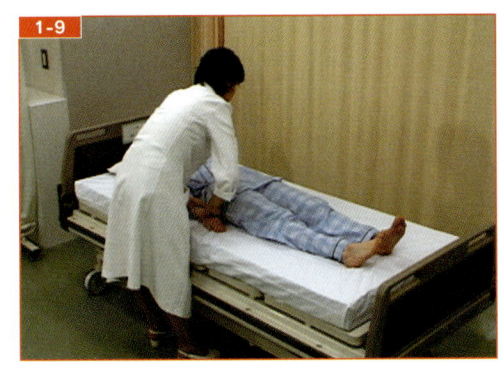

❺ 安楽な姿勢にするため，足を伸ばし，手をもとの位置へ戻す．(1-9)

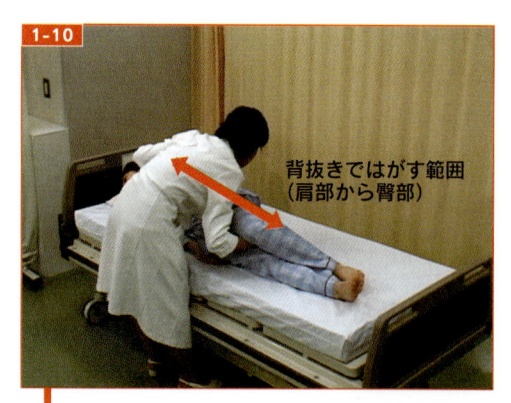

❻ 反対側も同様に行う．左手を腹部に置き，左膝も軽く曲げる．左肩部をもち，左下腿部に手を入れて，手前に半回転させるように，左側の背部をベッドから浮かせる．(1-10)

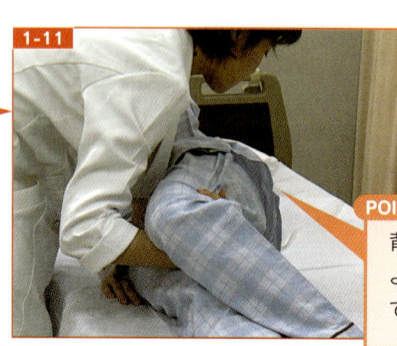

背抜きではがす範囲
（肩部から臀部）

❼ 左右の両方から背抜きを行う場合，中心（脊柱線）を意識し，脊柱線よりも深く体を浮かせるように気を付ける．(1-11)

POINT
背部の張り付きのはがし残しがないように左右ともしっかりと脊柱線まで浮かせる．

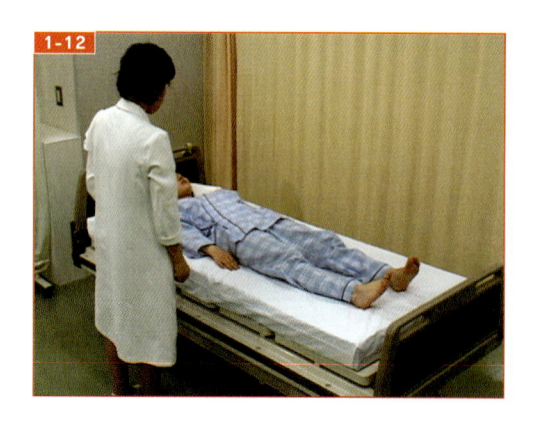

❽ 体が自然なラインになっているか，シーツのしわなどがないかを確認する．(1-12)

■ 背抜きの方法 ③：背部全体を浮かす　DVD▶ ❹

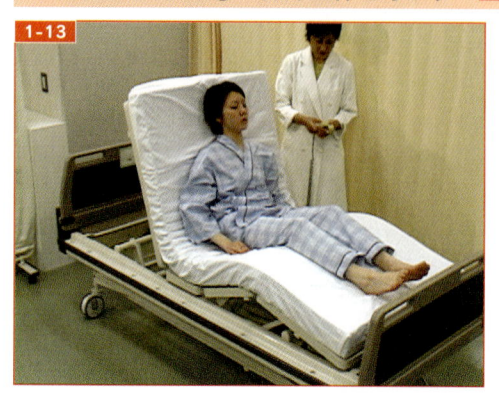

❶ 肩部から仙骨部まで（背部全体）をしっかりベッドから浮かすことを意識する．(1-13)

ここがポイント
背部（体の上側）だけ浮かすのでは，背抜きの効果はないため，仙骨部を含めて背部全体を浮かす必要がある．

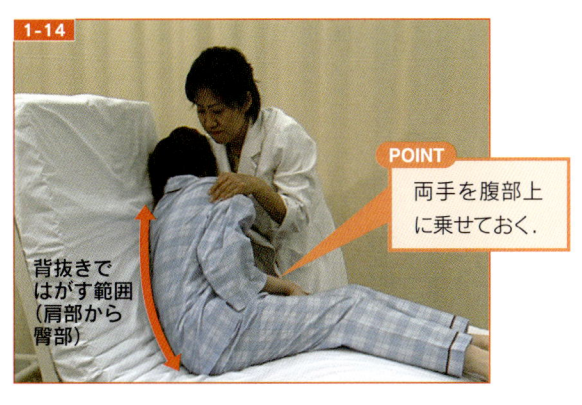

1 体位変換時に生じるずれと圧のメカニズム

❷ 肩などの大きい関節にしっかり手をあて，中心（脊柱線）を越えるようにしっかり浮かせる．（1-14）

POINT 両手を腹部上に乗せておく．

1-14 背抜きではがす範囲（肩部から臀部）

ここがポイント
やりやすさと安全面から，肩などの大きい関節にしっかり手をあてる．

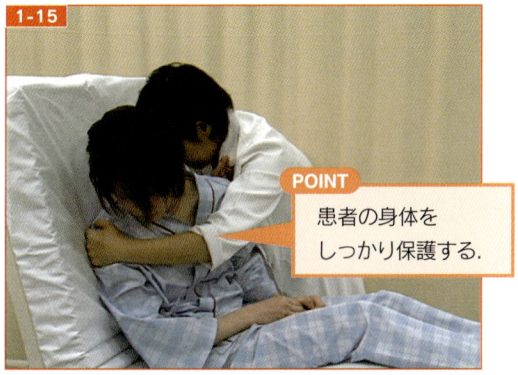

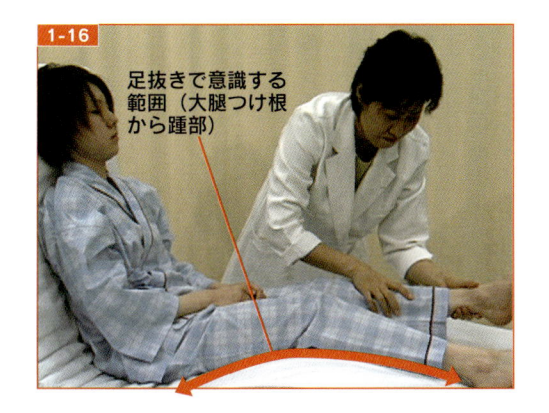

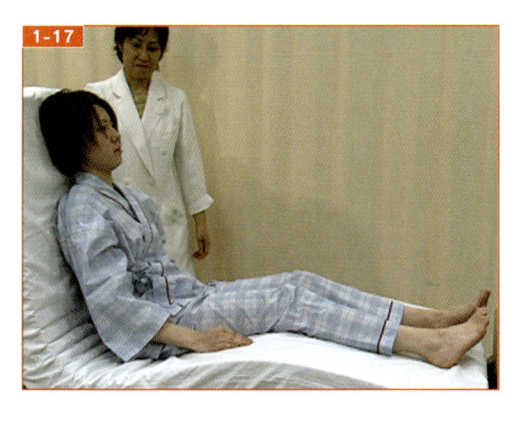

❸ 反対側の上体を浮かせる．介助者のいない側へ上体を向ける場合，患者がベッドから投げ出されないように，しっかり保護しながら，逆側と同様に仙骨部まで浮かせるようにする．（1-15）

POINT 患者の身体をしっかり保護する．

ここがポイント
- 安定感をもたせつつ，片半身ずつ浮かす（はがす）ようにする．
- 抱き起こすようにして背部全体をしっかり浮かせてもよい．
- 中途半端な浮かし方では，患者の苦痛の除去，状況の改善を図ることはできない．

1-16 足抜きで意識する範囲（大腿つけ根から踵部）

❹ 両下肢にも張り付きによる違和感があるため，下腿から踵部を浮かせて圧を抜く．（1-16）

❺ 手をもとに戻し，背部の張り付きが解消されたかを確認する．寝衣やシーツの乱れ，しわの有無も確認する．（1-17）

8 背上げケア時の臥床位置とずれ・圧迫 DVD▶⑤

もう一つ，ポジショニングで押さえておくべきこととして，背上げケア時の臥床位置とずれ・圧迫の関連がある．

筆者が臨床の看護師だったときのことである．ベッドの挙上により，患者の体が下方にずれることを想定して，先に患者の頭をベッドの頭元に引き上げてから背上げをしていたことがあった．ベッド挙上時には患者の体がずれ，自然な体位を保つ（腰の位置を定める）ことが難しい．そこで，頭を頭元に引き上げておいて，挙上時に体とベッドのリクライニングポイントを自然にマッチさせようとしたのである．

背の低い患者などでは，ベッドの挙上により体が大きく下方にずれることを確認しながらも，筆者は合理的なケアと思っていた．ずれきった後が自然な位置と思い，その段階でずれによって生じた寝衣やシーツのシワなどをきれいに伸ばしていた．

当時の日本の臨床では，褥瘡発生にずれなどが関係することは明らかでなかった．

このような筆者の経験から，臨床では臥床位置とベッドのリクライニングポイントについてどこまで意識されているか，気になったのである．

そこで，異なる臥床位置において背上げケアを行った場合に患者に生じるずれ・圧について調べてみた（図2）．ここでは，臥床位置がリクライニングポイントより頭側に10cm上がっている場合（以下，頭側），合致している場合（以下，合致），足元側に10cmに下がっている場合（以下，足側）を想定し，最大角度（75度）まで背上げをしたときのずれと圧の変化を見ていった．

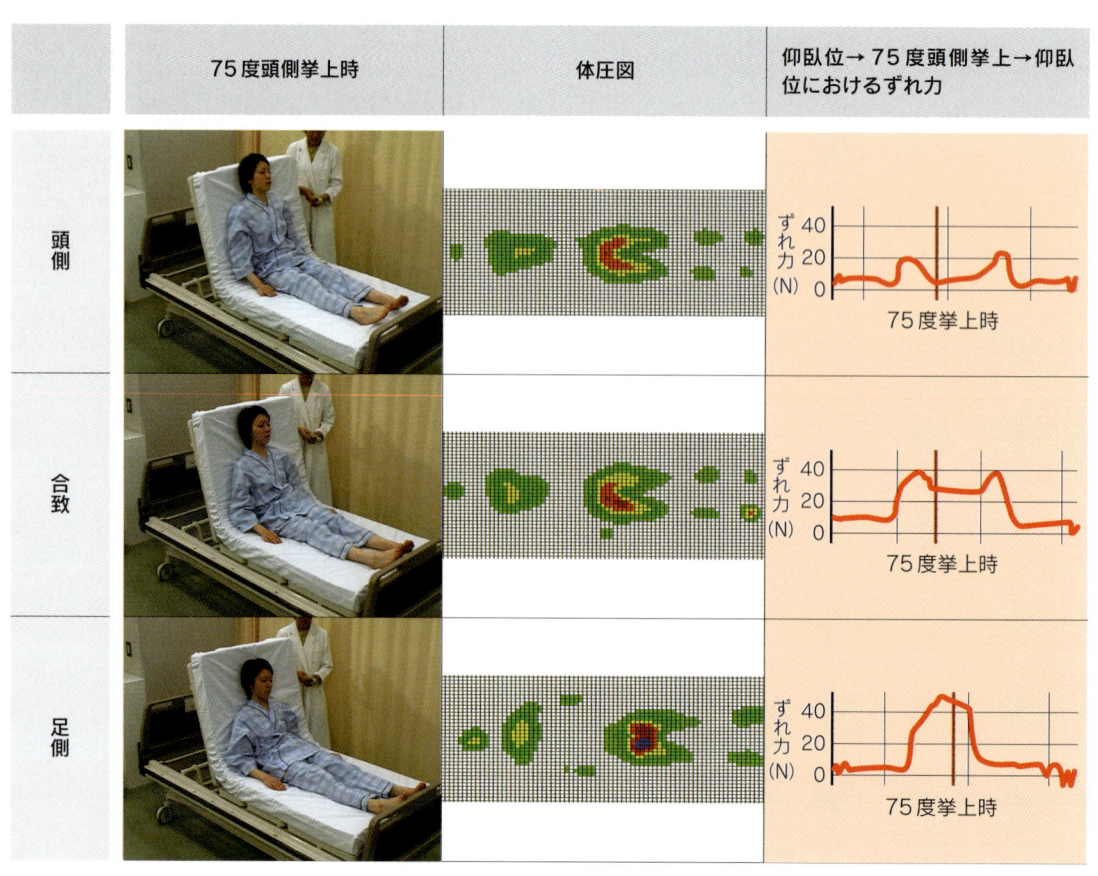

	75度頭側挙上時	体圧図	仰臥位→75度頭側挙上→仰臥位におけるずれ力
頭側			
合致			
足側			

図2 臥床位置の違いによるずれ力と体圧の関係

ずれ・圧とも臥床位置が足元側に下がっている場合に最大

ずれ力は「足側」で約45N（1Nは約100g．したがって4,500g）と最も高かった．逆にずれ力が最も低かったのは「頭側」で20N（2,000g）であった．

圧も「足側」で高かった．「合致」と「頭側」では違いはあまりはっきりしなかった．

体の屈曲点とリクライニングポイントは必ずそろえる

これらから，「足側」に患者が下がっている状態でベッドを挙上するのは，ずれ・圧の両面から不適切であることが理解できる．「合致」と「頭側」では，一概にどちらがよいとは言い難いが，前述した筆者の経験のように，背の低い患者では頭側に上がっている状態で背上げを行うと，体は必ず下方に下がる．つまり，機会・操作的にずれなどを生じさせることになるので，好ましいケアとはいえないと考える．

ポジショニングでは，安全・安楽を考慮して行うことが鉄則である．この観点に照らしてみれば，体の屈曲点とベッドのリクライニングポイントをそろえて背上げを行うことが合理的であるとともに基本といえるだろう．

文献

1) Rogers J, Wilson LF : Preventing recurrent tissue breakdowns after "Pressure sore" closures. Plast Reconstr Surg 1975 ; 56 : 419-422.
2) Dinsdals S : Mechanical Factors in the Pathogenesis of Ischemic Skin Ulcers in Swine.,Ph.D. Thesis, University of Minnesota. 1974.
3) 宮地良樹：なぜ褥瘡はできるのか．厚生省老人保健福祉局老人保健課監：褥瘡の予防・治療ガイドライン．照林社，1998 ; p.4-7.
4) 大浦武彦，堀田由浩：日本人の褥瘡危険要因「OHスケール」による褥瘡予防．日総研；2005．p.8-11.
5) 高橋誠：生体工学から見た減圧，除圧，褥瘡予防マットレスの体圧分散．STOMA, 1999 ; 9(1) : 1-4.

Column

ヘッドアップの苦しさ

体圧分散寝具に関する検討をするまで，筆者はヘッドアップ（背上げ）がこんなに苦しいものとは思っていなかった．

電動リクライニングベッドに臥床し，ベッドの背上げ・背下げを行う．何も意識しないときには，ベッドの角度が増すごとに自然と体を動かしている．頭をもたげる，肩を浮かす，足を持ち上げる，座り直すなど，ベッドの挙上角に併せて生じる「ずれ」を上手に解消しているのである．

しかし，褥瘡患者になりきって，「自分は動けない」と意識し，背上げ・背下げをすると，ベッド側から胸のほうへ押されるような，ベッドが覆いかぶさってくるような，なんともつらく，苦しい経験をする．身体は臥床位から座位になっているが，臥床位のほうが楽という気持ちになる．このような体験をとおして，「体位変換は何のために行うのか」と改めて考えさせられた．と同時に，臨床看護師時代，食事のために座位にした患者さんが少しずつ横倒れする光景を思い出した．「あれは，この苦痛から逃れるための必死の抵抗だったのかな」と．

私たち看護師は，相手の立場に立つことが難しいことを認識するべきである．なぜなら，患者と同じような状況にはなかなかなれないからだ．手足が拘縮したり，麻痺したり，あるいは切断したりなどといったことを経験することはできない．たとえ患者の気持ちに寄り添う努力はできても，相手の立場や気持ちにはなりきれないと思う．また，なりきれなくて当然とも思う．

しかし，この背上げや背下げ時の違和感や苦痛は，看護師にでも容易に体験できる．日頃のケアを見直すためにも，ぜひこの苦痛を体験してみてほしい．「背抜き」ケアの重要性を理解するとともに，これまで自分が患者さんに行っていたことを反省することができると思う．

2 ポジショニングの技術
仰臥位から30度側臥位

　ここでは，標準的な体位変換に伴うポジショニングについて解説していく．ポジショニングでは，2章のポジショニングにおけるアセスメント視点で述べたことを考慮しながら行うことが重要である．

■ 30度側臥位におけるポジショニングのポイント

- 仰臥位では仙骨部を中心に高い圧を受ける．そのため，30度傾斜をつけることで臀筋の接触面積を増し体重を分散させることが，30度側臥位の最大利点と考える（**図3**）．
- 臀筋は人間にとって天然のクッションともいわれている．
- 仰臥位から30度側臥位への体位変換では，臀部にかかる圧の移動を確実に行うことが重要になる．

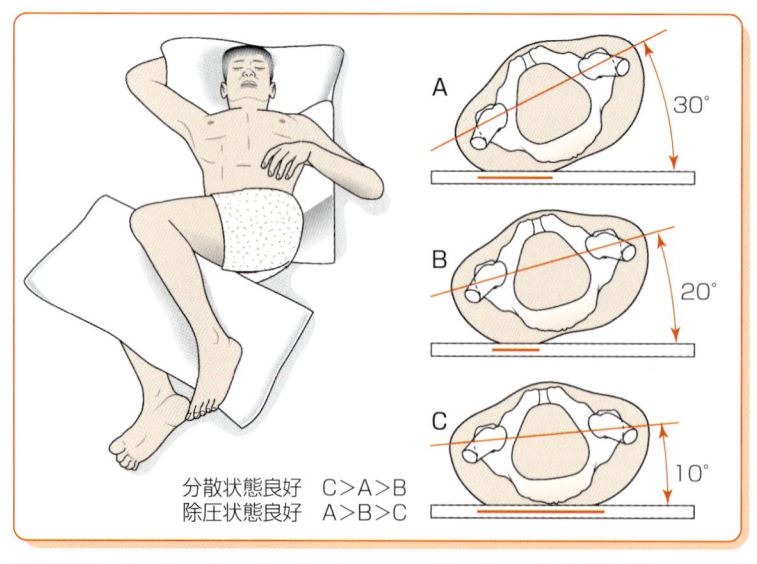

分散状態良好　C＞A＞B
除圧状態良好　A＞B＞C

図3　30度側臥位での部分圧迫と分散の状態

(真田弘美監，バーバラ・ブレーデン，バーバラ・ベルツ・ジェンセン，真田弘美著：褥瘡ケアアップデイト．照林社；1999．p.19の図に一部加筆)

■ 30度側臥位が問題になるケース

　30度側臥位をとっても，臀部にかかる圧の移動がうまくいかない場合がある．それは，患者の体格・状況や挿入するポジショニング枕の素材・形状が関係してくる．

患者の体格や状況が問題になる場合
- **痩せ**：痩せが著明で，体重の分散を期待したい臀筋が痩せてそげ落ちている場合，30度側臥位にすることで，腸骨端と仙骨部の2箇所に圧がかかり（**図4**），褥瘡発生部位を増加させることになる．
- **股関節変形・拘縮**：股関節の変形・拘縮などがある場合には，体幹から臀部にかけて自然な斜め傾斜が維持できないため，関節の形状に合わせ，部分圧迫を強めてしまう．

枕の素材・形状が問題になる場合
- **素材**：固い素材の場合，接触する皮膚面への圧迫刺激となる．柔らかく形状が維持できない素材では，長い時間（2時間程度）にわたって体位を支持・固定することができない．
- **形状**：小さい場合は，体幹全体を支えきれず疲労をまねく．大きい場合は，ベッド上のスペースを狭め圧迫感を生じさせる．薄いものは，体圧によりつぶれて意図する角度を維持できない．厚いものは，30度以上の角度をつけてしまい，天然のクッションである臀筋の除圧・分散という利点を障害する．

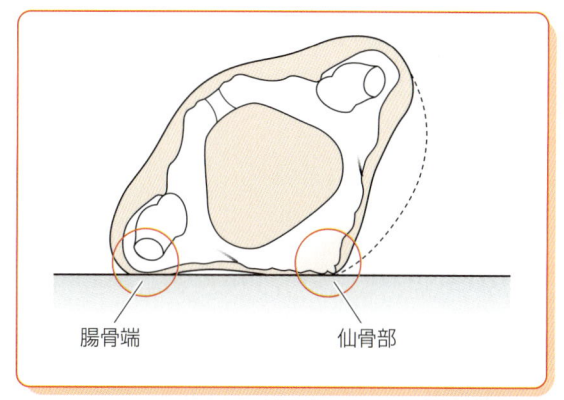

図4　痩せが著明な場合の30度側臥位での圧迫箇所

■ ポジショニングの実際：ポジショニング枕を使用した場合（左30度側臥位）

　以下に，代表的なケースのポジショニングについて述べていく．また，ケース別に使用する体圧分散寝具，ポジショニング枕の形状・素材，アセスメントの視点を**表2**に示す．

表2 仰臥位から30度側臥位へのポジショニング時に用いるポジショニング枕，体圧分散寝具とアセスメントの視点

ケース	ポジショニング枕の形状	ポジショニング枕の素材	アセスメントの視点
標準	<上半身用> ・形状：傾斜つき枕 　（1角：30度） ・長さ：肩から腰の長さ ・幅：体の約2/3 <下肢用> ・形状：長方形枕 ・厚み：約10cm ・長さ・幅：下肢全体が乗せられる長さと幅	・高反発性ウレタン ベースになる体圧分散寝具は，標準マットレス	● 脊柱の整列（側弯などの有無），股関節の変形・拘縮，臀筋の発達程度，仙骨部の骨突出の程度 ● 体圧分散寝具の素材・厚み，使用するポジショニング枕の形状・素材・厚み ＊ポジショニング施行前：臀筋の状態，骨突出 ＊施行時：臀筋への圧移動が行えているか ＊施行後：ポジショニング枕への体重のかかり具合，安楽な体位となっているか
痩せ	標準に同じ	・低反発性ウレタン ベースになる体圧分散寝具は，エア系ないしはウレタン系の厚型（10cm以上），もしくは高機能マットレス	● 臀筋の発達程度，仙骨部の骨突出の程度 ● 体圧分散寝具の素材・厚み，使用するポジショニング枕の形状・素材・厚み ＊ポジショニング施行前：痩せによる骨突出部位はどこか，どこに高い圧がかかるか ＊施行時：臀筋にどの程度の圧を集中・分散できているか ＊施行後：腸骨端，仙骨部の部分圧迫の有無，安楽感の効果判定
股関節 変形・ 拘縮	標準に同じ	・低反発性ウレタン ベースになる体圧分散寝具は，エア系ないしはウレタン系の厚型（10cm以上），もしくは高機能マットレス	● 脊柱の整列（側弯などの有無），股関節の変形，拘縮部位とそのレベル ● 体圧分散寝具の素材・厚み，使用するポジショニング枕の形状・素材・厚み ＊ポジショニング施行前：拘縮部位の圧迫の観察とその圧の測定・検討 ＊施行時：拘縮部位へ負担をかけていないか ＊施行後：拘縮部位への圧迫回避と負担軽減，拘縮を増強させる状態になっていないか

■ **標準的な患者のポジショニング** DVD▶❻

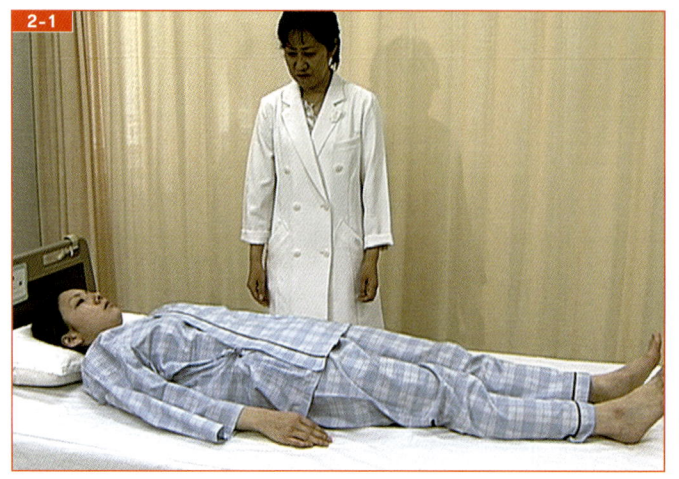

❶ 圧迫感を感じさせないように体位変換する側のベッドを広くする.(2-1)
■ 左側臥位になったときに，視界が広がる側のベッドが狭いと不安となる.

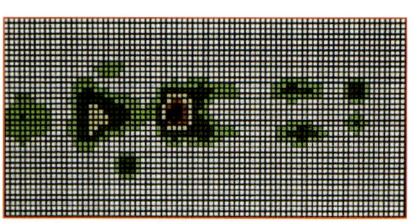

仰臥位のときの体圧図

2 ポジショニングの技術：仰臥位から30度側臥位

❷ 枕の位置を右側へ少しずらす．(2-2)
❸ 患者の両手を腹部に置き，上半身，腰部，足部の順に右側に移動させる．(2-3)

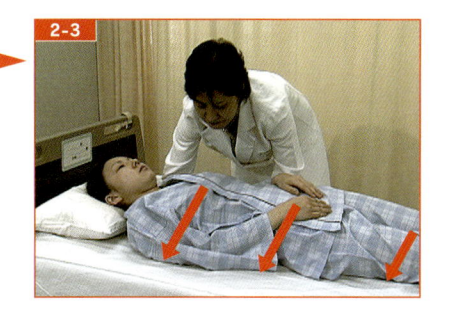

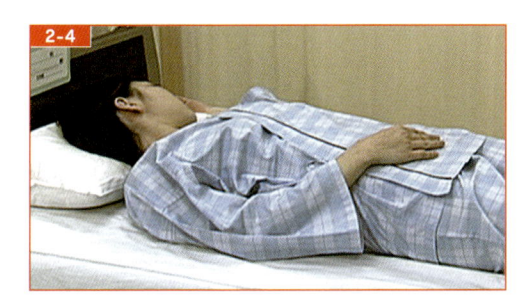

❹ 左上肢を挙上する．(2-4)
■ 左肩の圧迫を避けるため，また左上肢が体幹の下に入り込むことを予防するために行う．

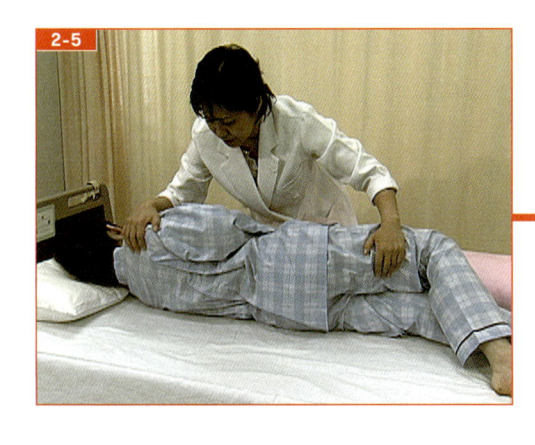

❺ 背部に傾斜つき枕を挿入するため，右肩，右大腿部をもって半側臥位にする．(2-5)

❻ 患者の上体を抱き（抱え込み），傾斜つき枕の30度角面の一辺が脊柱線よりもやや深めに位置するように配置する．(2-6)
■ 上半身（肩部から臀部まで）の体重をしっかり傾斜つき枕に受けさせるようにする．

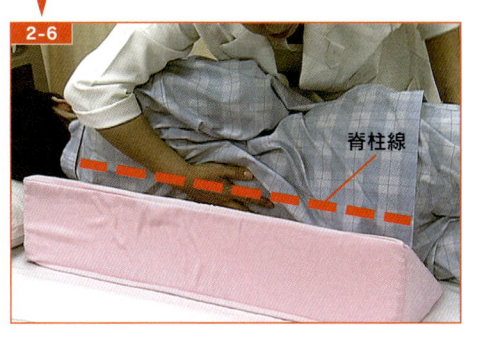

脊柱線

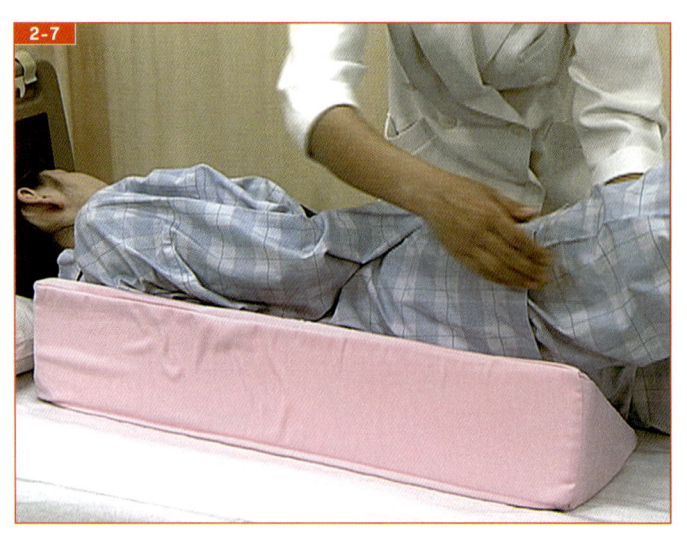

❼ 傾斜つき枕の一辺面に患者の上半身を預けるようにのせる．(2-7)

　肩部と臀部に圧の集中が確認できる．臀筋が除圧の役割を果たしている．肩部には除圧のための筋肉などがないため，枕の高さを調節して（枕を深めに挿入する．肩まで差し込む），肩が少し浮くようにする．

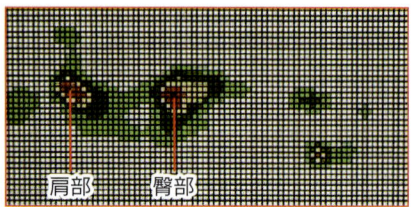

肩部　臀部

ここがポイント

突出する臀筋に圧が集中し，また背部から臀部が傾斜つき枕に支えられて圧が分散されるように傾斜つき枕を挿入する．

これはやってはダメ

傾斜つき枕の上半身への挿入は，浅すぎても，深すぎてもいけない．

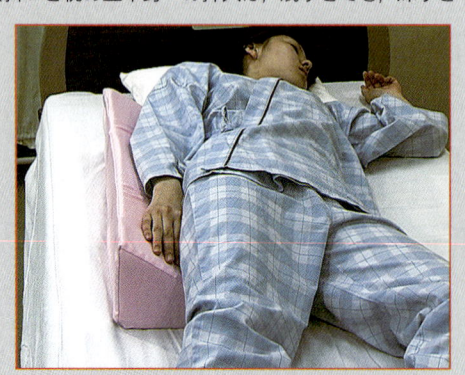

浅すぎる場合：挿入した枕に体重が預けられておらず，分散が不十分．また，臀筋による除圧が障害されている．

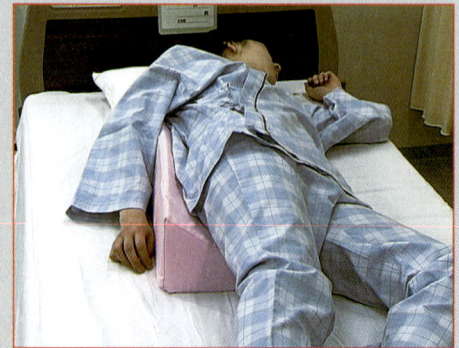

深すぎる場合：30度を超える角度をつけてしまう．また，臀筋の一部へ圧をかけることになる．さらに枕を深く挿入することで上半身が枕からせり出し，浮くために疲労感を招くことになる．

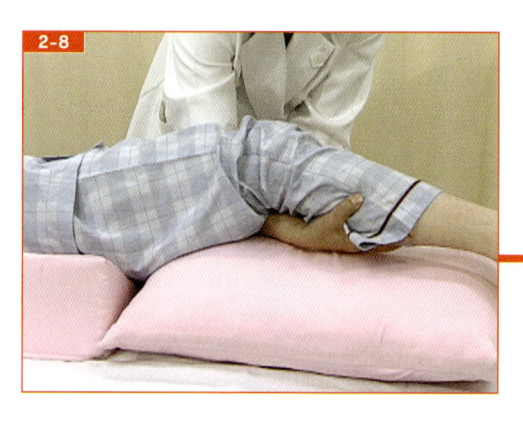

2 ポジショニングの技術：仰臥位から30度側臥位

❽ 下肢を長方形枕の対角線上に乗せる．(2-8)
- 枕を少し斜めに当て，下肢が枕に乗っている長さがより長く取れるようにすることで接触面積が広がるとともに，下肢が宙に浮くことを予防でき，疲労感が軽減される．

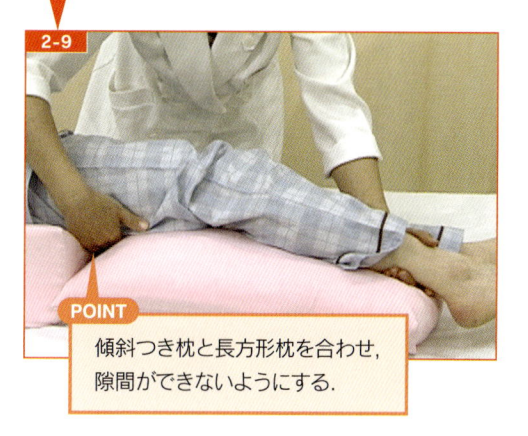

❾ 傾斜つき枕と長方形枕との間に隙間があかないように配置する．(2-9)
- 隙間があると体幹や下肢の支えをなくし，疲労感の原因になる．

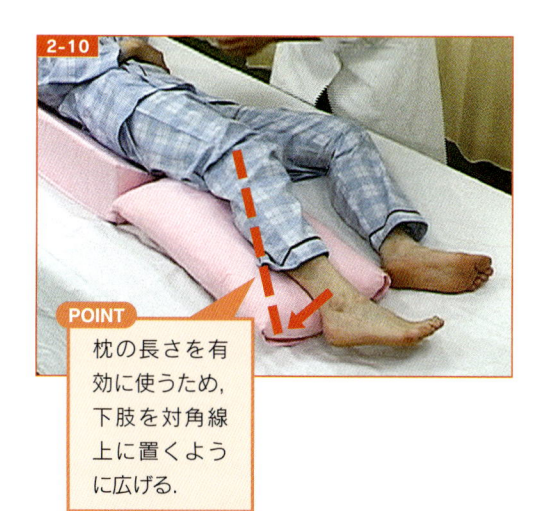

POINT
傾斜つき枕と長方形枕を合わせ，隙間ができないようにする．

❿ 両下肢を広げる．(2-10)
- 両下肢を広げることにより，基底面積が広がり，体位が安定する．

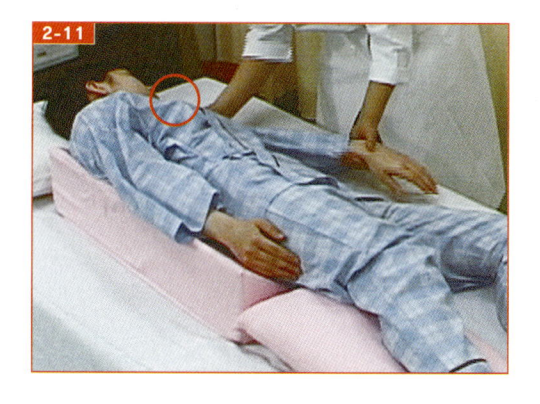

POINT
枕の長さを有効に使うため，下肢を対角線上に置くように広げる．

⓫ 下方の肩が圧迫されていないか確認する．(2-11)

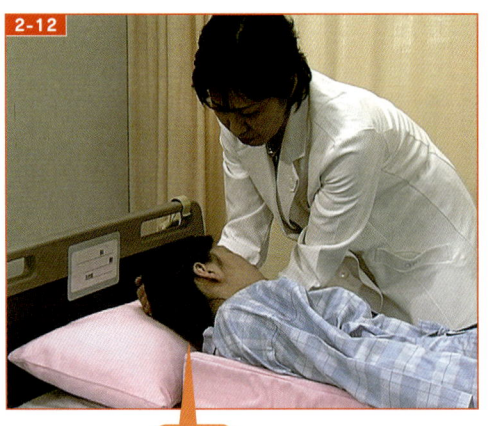

⓬ 肩が圧迫されている場合，枕の高さをやや高くし（肩を含むように枕を深めに挿入する），肩が浮くように調整する．（2-12）

POINT
肩や首の筋肉に負担をかけず，頭がやや高くなる高さにする．

🅿 ここがポイント
頭部中央線と脊柱線がまっすぐなるようにする．そうすることで肩部の圧迫除去が図れるとともに，頭部が中間位となり，呼吸なども楽になる（枕が低いと後屈位となり，自然な呼吸を妨げやすい）．

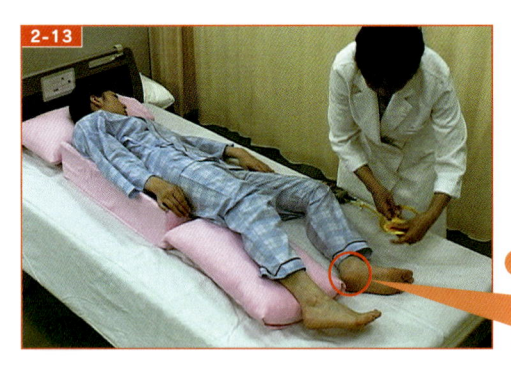

⓭ 外踝圧迫に留意する．踵部の体圧を測定する．（2-13）
■ 褥瘡発生危険圧は32mmHgといわれている．圧が低いほど褥瘡発生リスクは少なくなる．

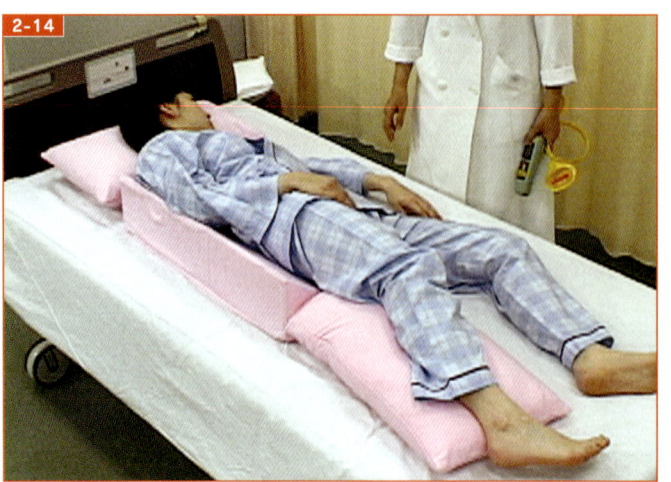

POINT
踵の圧が32mmHg以下になるようにする．

⓮ 腸骨端，仙骨部の部分圧迫がないか，安楽な体位であるかを確認する．

挿入した枕により接触面積が広がり，分散状態が良くなっている．左臀筋部に圧が集中しているのがわかる．

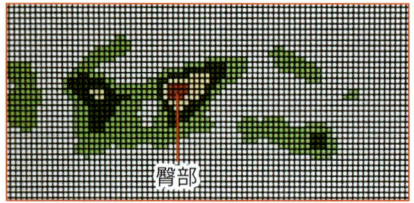

臀部
30度側臥位のときの体圧図

■ 痩せが著明な患者のポジショニング
❶ 枕への上半身の預け方，枕の挿入の仕方は，「標準的な患者のポジショニング」に準じる．
❷ 低反発性ウレタン（ポリウレタン・チップ）のポジショニング枕を使用する．
■ 痩せであるために，高反発性ウレタンのポジショニング枕では上半身を圧迫したり，分散を障害する可能性があること，使用感からも，沈み込みがよく柔らかい低反発性ウレタン（ポリウレタン・チップ）がよい．
❸ 全体の除圧を図る．
■ 臀筋がそげ落ちているので，30度側臥位により腸骨端と仙骨部の2箇所に部分圧が高まる可能性がある．
■ 痩せのため全身のあらゆるところに骨突出がみられる．そこで挿入する枕の素材や厚みを考慮する．場合によっては，ベースになる体圧分散寝具を検討して，全身の除圧を図る必要がある．
❹ 30度側臥位の有効性を検討する．
■ 30度側臥位にすることで，痰の喀出が促される，痛みが軽減する，患者本人が好む，褥瘡好発部位の除圧・分散効果が高いなど期待される効果が，臀筋がそげ落ちていることにより部分圧が高まるリスク以上に高いかを検討する．
■ 効果が高くない場合，30度側臥位を体位変換計画表に組み入れない．

■ 股関節変形・拘縮のある患者のポジショニング
❶ 枕への上半身の預け方，枕の挿入の仕方は「標準的な患者のポジショニング」に準じる．
❷ 関節の変形や拘縮の程度により，左右どちら側の30度側臥位が有効かを評価する．
■ 変形・拘縮の強い側を下側にしない．
❸ 拘縮により30度側臥位が難しい場合は，体位変換計画表に組み入れない．

■ **ポジショニングの実際：基準枕を使用した場合（左30度側臥位）**

　本来は，ポジショニング枕を用いることが望ましいが，病院・施設での保有数が十分でないなど，諸事情により使用できないこともある．そこで，ここでは，基準枕を用いた場合にどのようにポジショニングを行えばよいのか，また，基準枕を用いた場合の除圧・分散の限界や留意点を整理していく．それらを理解したうえで，実践することが重要である．

■ **標準的な患者のポジショニング** DVD▶❻

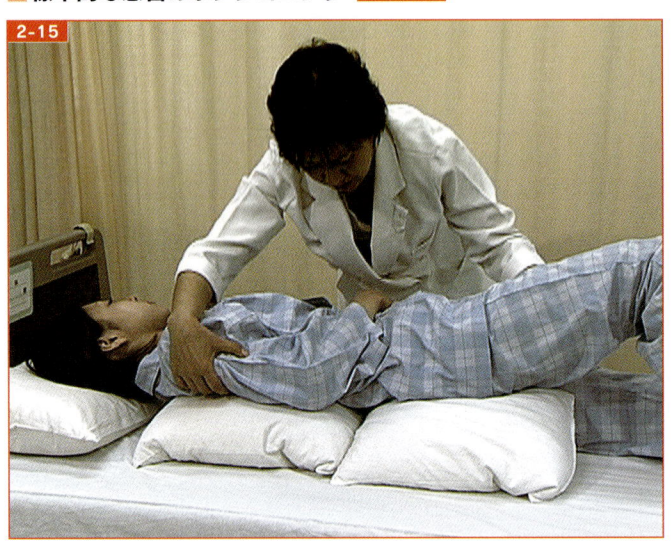

2-15

❶ 枕を挿入するまでは「ポジショニング枕を使用した場合」の❶〜❺と同様にする．
❷ 背部へ基準枕を挿入する．（2-15）
■ 基準枕の場合，傾斜つき枕に比べて角度がうまく付けられないため，体幹の1/3〜1/2を抱え預けるようにする．

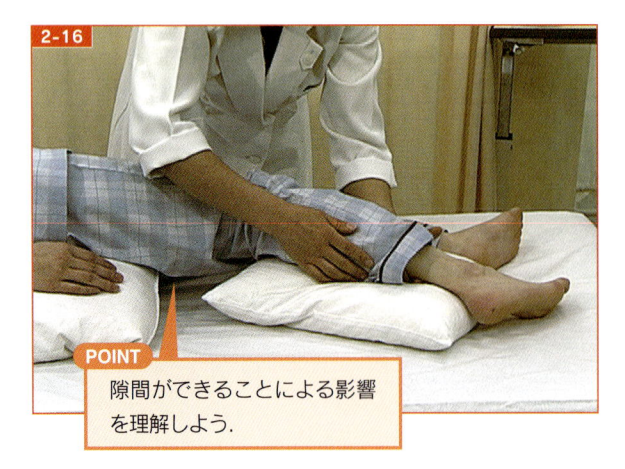

2-16

❸ 上になる下肢を基準枕に乗せる．（2-16）

⚠ **ここに気を付けよう**

　基準枕の場合，大腿下部から膝部の間に隙間ができてしまう．この隙間は疲労を招き，また隙間部分の虚血の原因ともなるので，注意が必要である．

POINT
隙間ができることによる影響を理解しよう．

2 ポジショニングの技術：仰臥位から30度側臥位

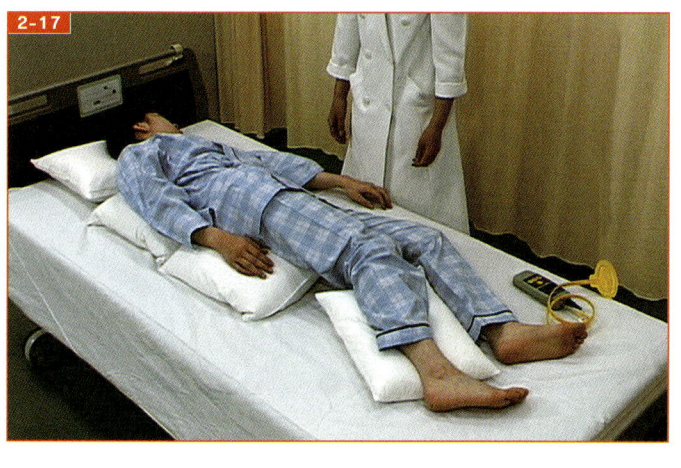

④ ポジショニング完了．（2-17）

Caution
角度が不十分なため，臀部に赤色が広い範囲で示されている．

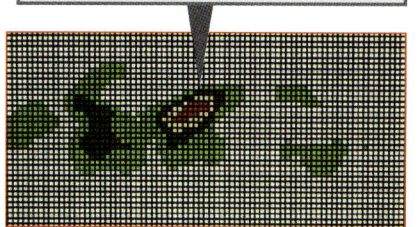

2-17

30度側臥位のときの体圧図

おさえておこう

使用する体圧分散寝具・用具による比較：30度側臥位の場合

● 一般的な硬いマットレス（薄型静止型）使用時

基準枕を使用した場合　　　　　高反発性ウレタン枕を使用した場合

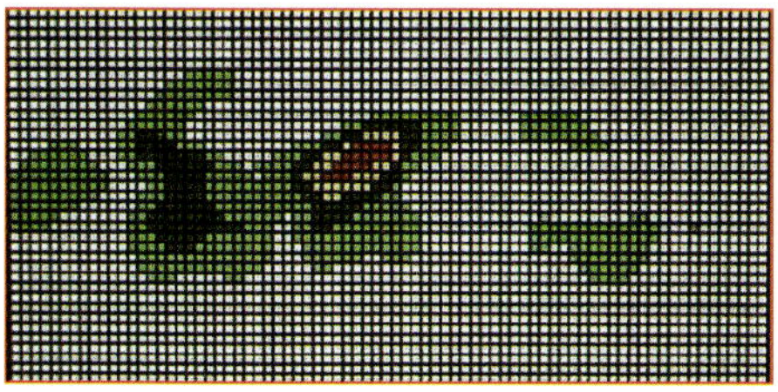

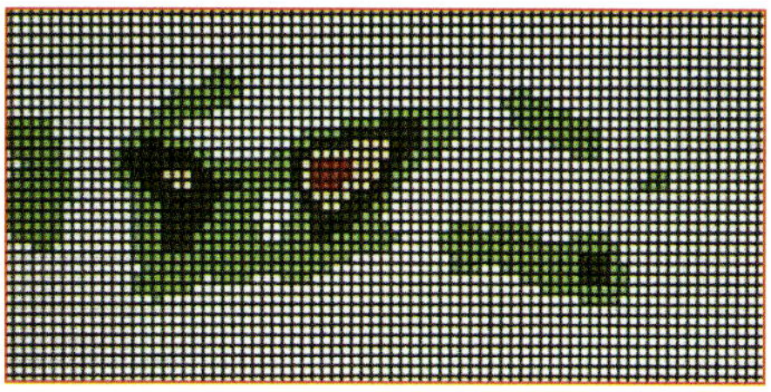

高反発性ウレタンのポジショニング枕を使用しているほうが，背部の傾きがつき，体重移動が行われており，除圧効果がよいことがわかる．

● 高反発性ウレタン枕使用時

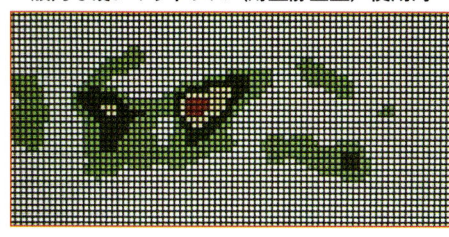

一般的な硬いマットレス（薄型静止型）使用時　　　厚型静止型マットレス（ソフィア®）使用時

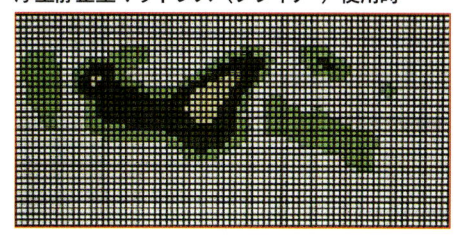

除圧・分散効果は，厚型静止型マットレス（ソフィア®）で著明である．ポジショニングでは，枕だけでなく，マットレス（体圧分散寝具）への配慮が重要であることを理解できよう．

3 ポジショニングの技術
仰臥位から完全側臥位

■ 完全側臥位におけるポジショニングのポイント

　仰臥位から完全側臥位に体位変換する場合，側臥位になることで接触面積が約1/2になることから，部分圧の増加と分散不良が起こる．そこで，ポジショニングでは，枕を挿入し，基底面積（接触面積）をできるだけ広くし，除圧・分散効果を最大に引き出すこと，安定性のよい体位を目指すことが原則となる．

■ 完全側臥位が問題になるケース

患者の体格や状況が問題になる場合
- **股関節変形・拘縮，半身麻痺**：完全側臥位になることで接触面積が減少するため，圧の分散状態の良否評価が重要となる．股関節の変形や拘縮のある患者，あるいは半身麻痺などの患者では，側臥位になることで下側面に高い圧がかかり，脱臼・骨折，循環不良を増長させる可能性がある．そのため，完全側臥位が禁忌となる側（左右のどちらか）を周知徹底しなければならない．
- **痩せ**：痩せの場合には，ベースとなる体圧分散寝具，あるいはポジショニング枕などの体圧分散用具に除圧効果の高いものを使用すれば問題は生じないだろう．

体圧分散寝具・枕の素材・形状が問題になる場合
- **素材**：完全側臥位では接触面積が減少するため，ベースとなる体圧分散寝具が薄いものだと十分な除圧・分散が行えない．除圧・分散効果を最大に引き出し，安定性のよい体位を目指すためには，全体重が仰臥位の1/2の接触面積にかかっても除圧機能が維持できる厚みが出せる素材の体圧分散寝具を選ぶことが重要である．
- **形状**：枕は胸に抱いたときに，すぐに変形するものでは困る．まとまり感がよく変形しないものがよい．下肢（下腿部分）に用いる枕にも大転子から足尖の体重を預けるので，このことが重要になる．

■ ポジショニングの実際：ポジショニング枕を使用した場合

　以下に，代表的なケースのポジショニングについて述べていく．また，ケース別に使用する体圧分散寝具，ポジショニング枕の形状・素材・アセスメントの視点を**表3**に示す．

表3 仰臥位から完全側臥位へのポジショニング時に用いるポジショニング枕，体圧分散寝具とアセスメントの視点

ケース	ポジショニング枕の形状	ポジショニング枕の素材	アセスメントの視点
標準	＜上半身用＞ ・形状：四角枕 ・長さ：鎖骨から臍，30〜40cm程度 ・幅：体幹の幅，30cm程度 ・厚み：体幹の厚み，30cm以上 ＜下肢用＞ ・形状：長方形枕 ・長さ：下肢全体が軽度屈曲で乗せられる程度，約60〜90cm ・幅：下肢全体が軽度屈曲で乗せられる程度，約30〜40cm ・厚み：体幹の厚み，30cm以上	高反発性ウレタンを下側に，上側にポリウレタン・チップを置いたもの ベースになる体圧分散寝具は，標準マットレス	● 脊柱の整列（側弯などの有無），股関節の変形・拘縮，骨突出，下肢の開き具合 ● 体圧分散寝具の素材と厚み，使用するポジショニング枕の形状・素材・厚み ＊ポジショニング施行前：臀筋の状態，骨突出 ＊施行時：下肢への枕の乗せ方，安定した体位をとるための基底面積の広げ方，分散を良くするためのポジショニング枕への上下肢の乗せ方 ＊施行後：肩・側胸部・腸骨部・外踝部などの下側各部位の部分圧の高さ，下側上肢の自由度，体位の安定性・安楽性
痩せ	標準に同じ	＜上半身用＞ 高反発性ウレタンを下側に，上側に低反発性ウレタンを置いたもの ＜下肢用＞ 高反発性ウレタンを下側に，上側にポリウレタン・チップを置いたもの ベースになる体圧分散寝具は，エア系ないしはウレタン系の厚型（10cm以上），もしくは高機能マットレス	● 体圧分散寝具の素材と厚み ＊ポジショニング施行前：体格からポジショニング枕の大きさ（サイズ）・厚み・形状を検討する ＊施行時：下肢への枕の乗せ方，安定した体位をとるための基底面積の広げ方，分散を良くするためのポジショニング枕への上下肢の乗せ方 ＊施行後：肩部・側胸部・腸骨部・外踝部などの部分圧の高さ
股関節変形・拘縮	標準に同じ	高反発性ウレタンを下側に，上側に低反発性ウレタンを置いたもの ベースになる体圧分散寝具は，エア系ないしはウレタン系の厚型（10cm以上），もしくは高機能マットレス	● 脊柱の整列（側弯などの有無），股関節の変形・拘縮，骨突出，下肢の開き具合 ● 体圧分散寝具の素材と厚み，使用するポジショニング枕の形状・素材・厚み ＊ポジショニング施行前：禁忌側（左右）の決定．体格からポジショニング枕の大きさ（サイズ）・厚み・形状を検討する ＊施行時：下肢の拘縮・変形に合わせたポジショニング枕の挿入の仕方や枕の厚みを検討する．安定性が確保できる体位を検討する ＊施行後：下肢などの部分接触の有無，拘縮部位への圧迫回避と負担軽減，安楽性・安定性の検討

■ **標準的な患者のポジショニング** DVD▶❼

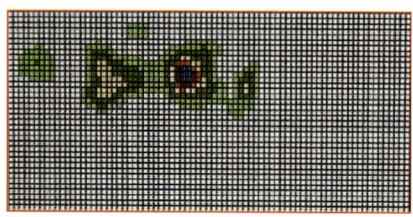

仰臥位のときの体圧図

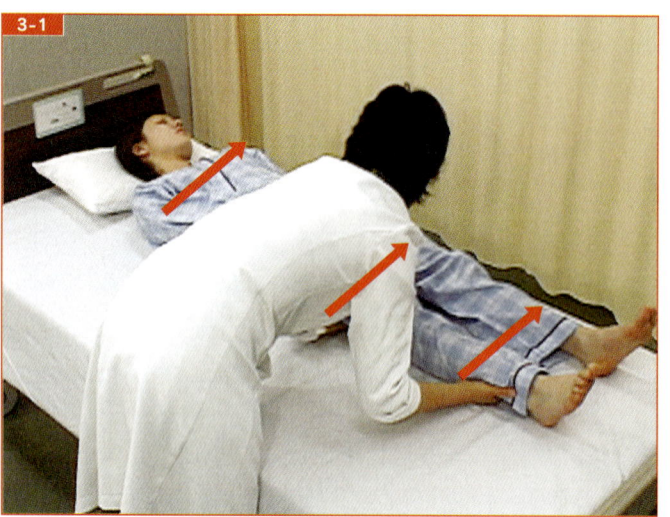

❶ 圧迫感・恐怖感を感じさせないように体位変換する側のベッドを広くする．(3-1)
■ 体位変換する側の反対側へ患者の体を移動させる．

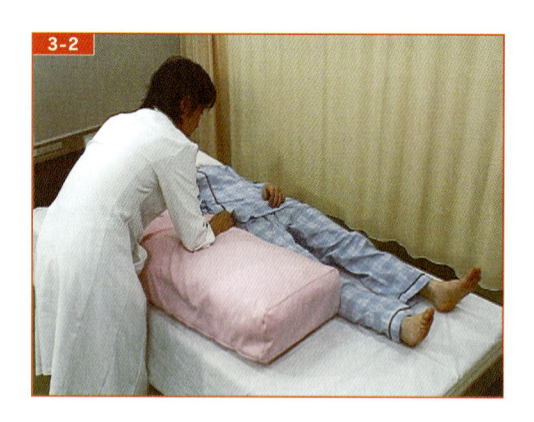

❷ 体位変換する側に四角枕（上半身用）と長方形枕（下肢用）を並べる．(3-2)
■ 四角枕は，鎖骨から臍，長方形枕は下肢全体が軽度屈曲で乗せられる位置に置く．
■ 枕は，下側が高反発性ウレタン，上側がポリウレタン・チップ面になるようにする．これは，除圧・分散を目指すためと，枕の上に上肢・下肢を預けたときに，動きに制限がかからないようにするためである．

これはやってはダメ

完全側臥位にしたときの後面（背中側）に枕を置いたり，挟み込んだりしない．これらは，体の自由を奪うほか，発汗などの原因にもなる．

ここがポイント

低反発性ウレタンのポジショニング枕を使用しないのは，柔らかく使用感が良すぎること（自立意識を損なわせてしまう），あるいは柔らかく沈み込むことにより動きを抑制する可能性があるためである．また，柔らか過ぎるために厚みが保持できず，除圧が悪くなることもある．

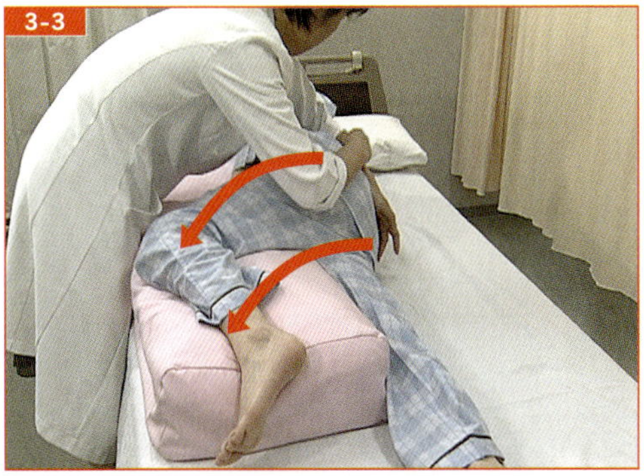

❸ 完全側臥位にする．下肢は軽く屈曲させた状態で長方形枕に乗せる．(3-3)
- このときに，できるだけ枕が下側の下肢を圧迫しないようにする（下になる下肢の上に枕を置かない）．
- 枕の幅を利用して除圧できるように胸郭部から股関節，股関節から足関節が枕に乗るようにする．

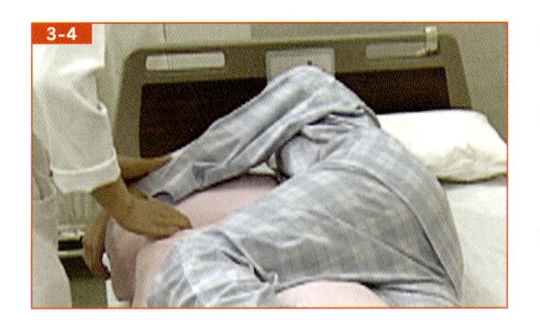

❹ 上半身の除圧・分散のために四角枕を胸元へ挿入する．(3-4)
- 枕を胸元へ入れる場合，深く入れ過ぎて胸元がつまったようにしたり，逆に隙間があいて胸元に空間ができるような置き方をしない．
- 胸元のつまったような枕の置き方をすると，圧迫感を感じさせることになる．また，胸郭の前後の動きを抑制するため，息苦しさを感じやすい．

❺ 体位の安定を保持するために，下肢を大きく広げ，基底面積を確保する．(3-5)

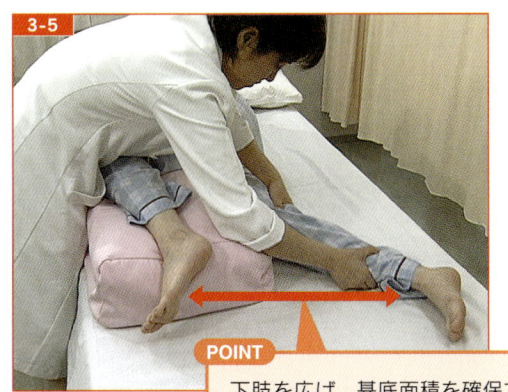

POINT
下肢を広げ，基底面積を確保することで体位の安定が図れる．

❻ 下方の肩が圧迫される場合，枕の高さをやや高くし，肩が浮くように調整する．(3-6)
- 肩や首の筋肉に負担をかけず，頭がやや高くなる高さにする．

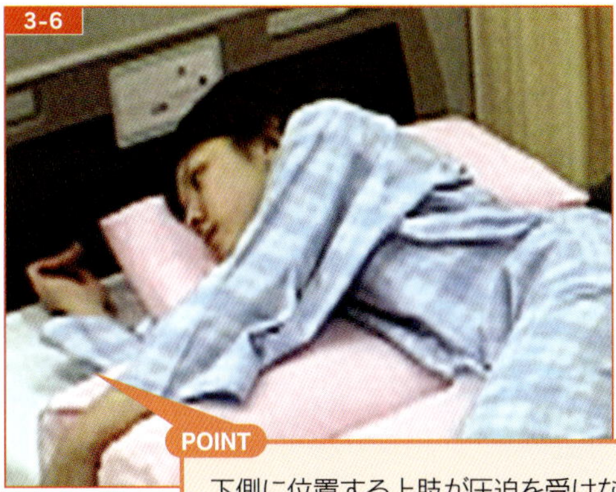

POINT
下側に位置する上肢が圧迫を受けないようにする．

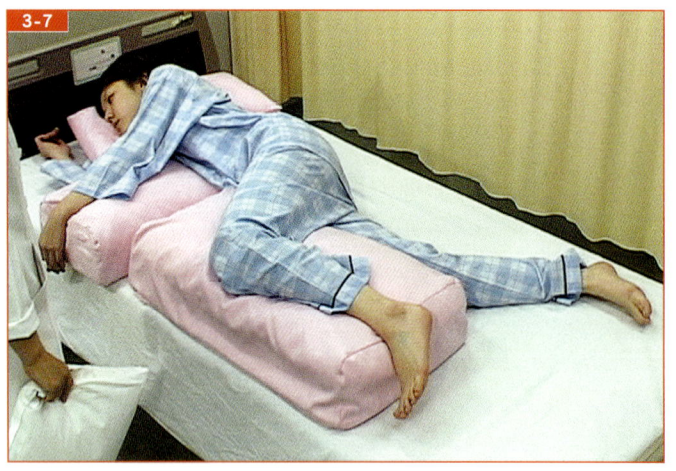

❼ 体軸の自然な流れが保たれているか，緊張している部位はないかを観察する．(3-7)

上半身，下半身部の分散状態が改善されている．肩部・大転子部の除圧は不良であるが，これはベースの体圧分散寝具との組み合わせで改善できる．

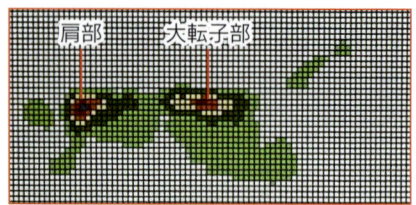

完全側臥位のときの体圧図

ここがポイント
- 下側面の除圧と分散が重要．
- 上半身の体重を使用する枕に預けるように体位を誘導する（95～100度にする）．

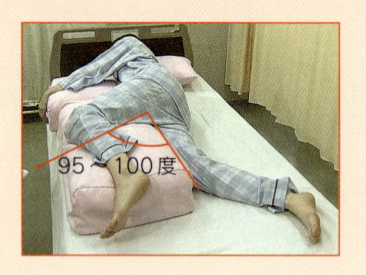

これはやってはダメ
- 上肢・下肢を重ねない．下側面の圧迫を増すとともに，不安定な体位となる．

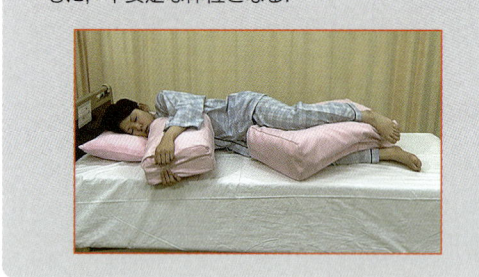

■ **痩せが著明な患者のポジショニング**

❶ 上半身・下肢への枕の挿入の仕方，体の預け方は，「標準的な患者のポジショニング」に準じる．
❷ ポジショニング枕は，高反発性ウレタンを下側に，低反発性ウレタンを上側に置いたものを使用する．
■ 痩せであるために，ポジショニング枕が上半身を圧迫したり，分散を障害する可能性があること，使用感からも，沈み込みがよいため柔らかい低反発性ウレタンを上半身と下肢接触面に使用するのがよい．
■ 体位の安定や変換体位を維持するために，枕の下側に高反発性ウレタンが用いられているものを選ぶ．
❸ 完全側臥位の有効性を検討する．
■ 完全側臥位にすることで，痰の喀出が促される，痛みが軽減する，患者本人が好む，視界が変化し気分転換になる，褥瘡好発部位の除圧・分散効果が高いなどのメリットがあるかを検討する．

■ 股関節変形・拘縮のある患者のポジショニング

❶ 上半身・下肢への枕の挿入の仕方，体の預け方は，「標準的な患者のポジショニング」に準じる．
❷ 関節の変形や拘縮の程度により，左右どちら側の側臥位が有効かを評価する．
■ 変形・拘縮の強い側を下側にしない．
❸ 完全側臥位の有効性を検討する（前述の「痩せが著明な患者のポジショニング」の❸に準じる）．

> **ここがポイント**
> ● 下側の関節などの負担の軽減，上側の上肢・下肢の安楽性・安定性の確保が重要である．
> ● 関節拘縮の固定の程度によっては，ポジショニング枕などを挿入することで徐々に拘縮が和らぐことがある．挿入する枕の厚みは，時間をかけて調整していく．

> **これはやってはダメ**
> 体位の安定を図るために，不用意に上肢や下肢を引っ張るなど，関節拘縮部位へ強い刺激を与えない．関節拘縮の程度を必ず評価する．

Column

手術室での褥瘡予防：麻酔と分散

褥瘡対策未実施減算策施行後より，院内における褥瘡発生はインシデント・アクシデントとして扱う施設も多くなっている．特に手術など長時間にわたり同一姿位を保持しなくてはならない場合は，褥瘡を誘発する要因を多くもつため，施設においてはその予防に関して留意されるところである．

筆者らは以前，手術で同一姿位をとることにより生じる部分圧迫に，手術用マットレス（体圧分散寝具）がどのように影響するかを明らかにするために，その機能評価を行った．

手術が始まると患者を動かすことはできない．しかし，だからといってフカフカのベッドでは，手術野の安定が図れず，医師は安全に手術を行うことができない．このようなことから，手術中の褥瘡予防は難渋する．

手術用マットレスの機能評価では，全身麻酔下において仰臥位開腹手術を受ける患者14例を無作為に抽出し，全身体圧計エルゴチェック®で，褥瘡好発部位とされる臀部最大圧を麻酔開始直後から手術終了後5〜30分までを5分置きに測定した．測定したマットレスは，厚み4.5cmの特殊ウレタンフォーム，厚み7cmのヴィスコエラスチックフォーム，厚み3cmのムートン調，厚み7cmのゲル＋ウレタンフォームの4種類だった．

測定前には，同一部位を圧迫し続けるので，測定時間が長くなるほど臀部圧は上昇すると予測していた．しかし，手術開始前の体圧から部分圧は上昇することなく，4種類ともむしろ右下がりの値となった（手術平均時間は179.9分）．このことから，全身麻酔により体が弛緩することが分散状態をよくし，その結果，部分圧の上昇を抑えると考察された．また，手術開始前の部分圧が，その患者の基準圧として目測できることがわかった．これ以後，褥瘡予防や改善には除圧はもとより，分散状態への検討が重要という理解を深めたのである．

■ ポジショニングの実際：基準枕を使用した場合

　完全側臥位においても本来はポジショニング枕を用いることが望ましいが，それができない場合を想定し，ここでは基準枕を用いた場合にどのようにポジショニングを行えばよいのか，また，基準枕を用いた場合の除圧・分散の限界や留意点を整理していく．

■ 標準的な患者のポジショニング DVD▶❼

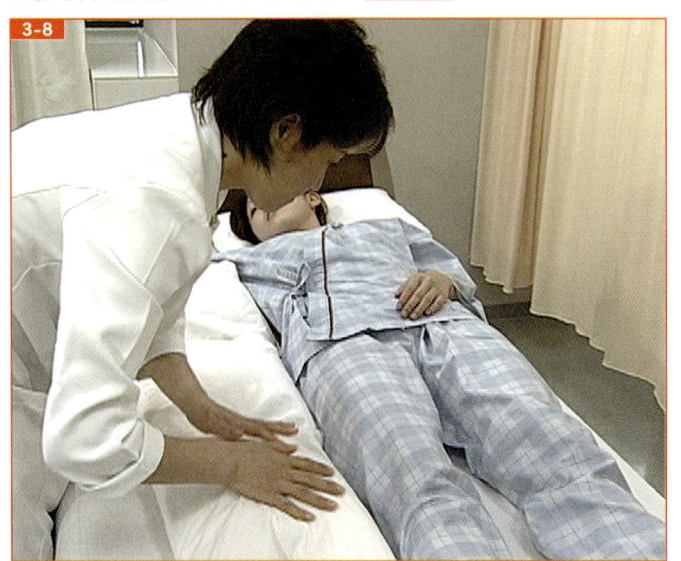

❶ 枕を挿入するまでは「ポジショニング枕を使用した場合」と同様にする．
❷ 体位変換する側に基準枕を並べる．（3-8）
■ 基準枕は，脇から下肢1/2の位置まで並べる．

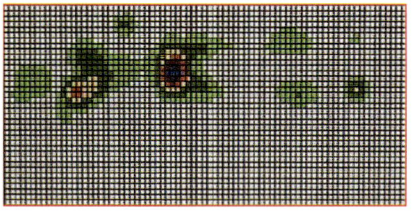

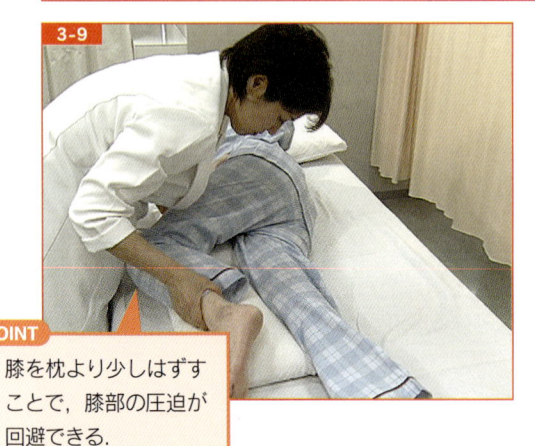

❸ 完全側臥位にする．足を軽く屈曲させた状態で基準枕にのせる．（3-9）
■ 枕に下肢がうまくのるようにする．のりきらない場合は，膝部を少し枕からはずすようにする．

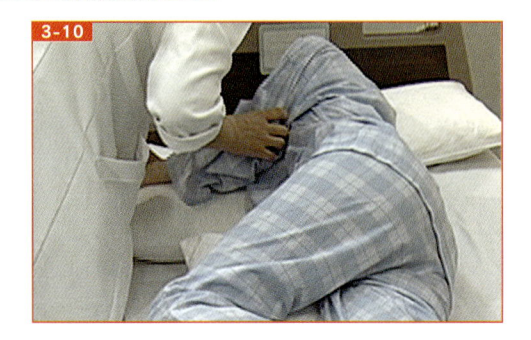

POINT
膝を枕より少しはずすことで，膝部の圧迫が回避できる．

❹ 上半身の除圧・分散のために枕を挿入する．（3-10）
■ 脇の下から胸にかけて抱きかかえるように挿入する．

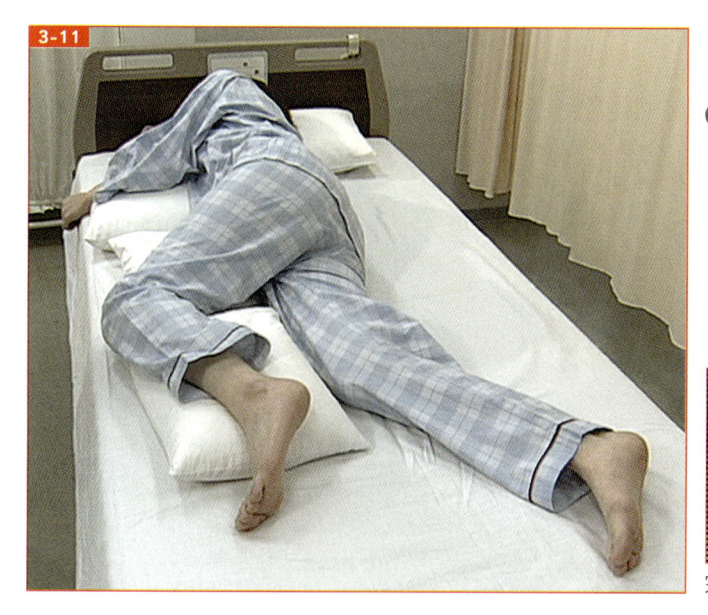

3 ポジショニングの技術：仰臥位から完全側臥位

❺ ポジショニング完了．（3-11）

3-11

Caution
体幹の前面に枕を置き，その上に半身の体重をのせるようにしているが，接触面積の広がりはなく，分散もされていない．また，肩部・大転子部の除圧も図れていない．

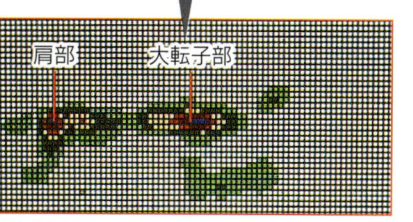

肩部　大転子部

完全側臥位のときの体圧図

おさえておこう

使用する体圧分散寝具・用具による比較：完全側臥位の場合

● 一般的な硬いマットレス（薄型静止型）使用時

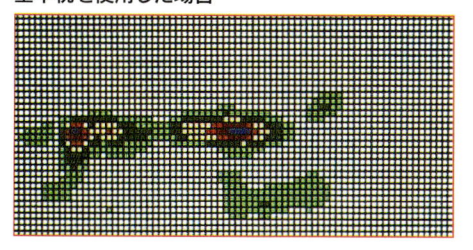

基準枕を使用した場合　　　　　　　　ウレタンの枕を使用した場合

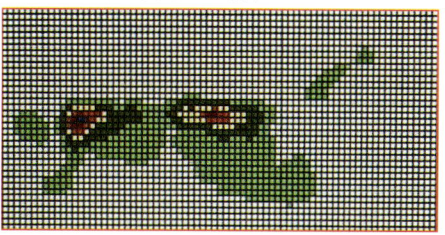

基準枕では厚みが薄いため，体重を十分に受けることができない．そのため除圧が悪くなっているのがわかる．ウレタンの枕は厚みがしっかり保たれるため，除圧・分散効果がみられる．

● ウレタンの枕使用時

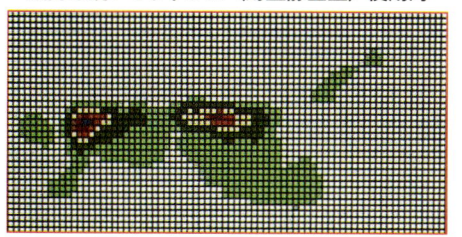

一般的な硬いマットレス（薄型静止型）使用時　　　厚型静止型マットレス（ソフィア®）使用時

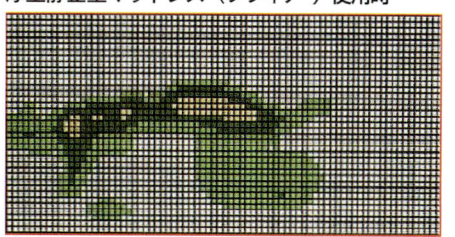

全体の除圧をさらによくするためには，マットレスを厚型のものに変更するとよい．

4 ポジショニングの技術
拘縮位への対応

■ 拘縮と体圧の関係

拘縮には様々なケースがあるので，一概に言うのは難しい．しかし，標準的なケースについて確認することで，個別への対応が図られると考える．そこで，ここでは股関節拘縮を基本として検討していく．

図5は，拘縮例を検討するために膝屈曲度の違いと体圧との関係を示したものである．膝の屈曲が増すと股関節も内転しやすくなり，仙骨部の突出が顕著となる．そのため，膝屈曲が増すにつれて体圧も増加することが理解できるだろう．

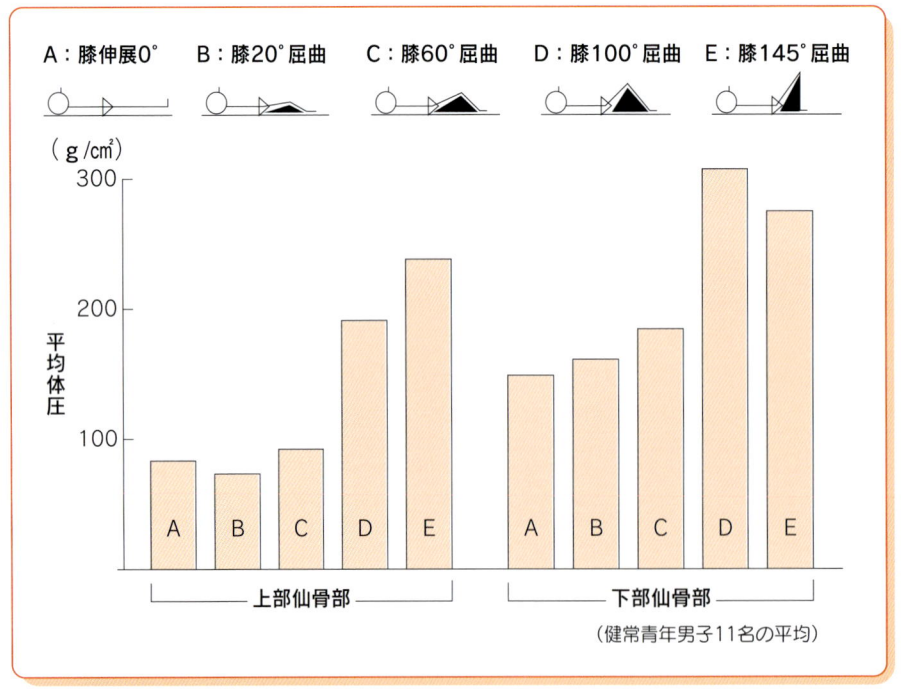

図5 関節拘縮における圧の変化
(永野みどり：褥瘡予防のための体位支持・除圧と体位変換．褥瘡予防・ケアガイド．照林社；1995, p.60. より)

■ 拘縮位が問題になるケース

- **痩せ**：痩せが顕著なうえに拘縮もある場合，至るところに部分圧迫が発生する可能性がある．そのため，除圧と分散を高める体圧分散寝具とポジショニング枕を選択する．上側拘縮部位には，柔らかで厚みのある枕を使用する．

4 ポジショニングの技術：拘縮位への対応

■ ポジショニングの実際：ポジショニング枕を使用した場合

　拘縮のある患者の場合，膝屈曲から踵などにも強い圧がかかることが予測できる．そのため，ポジショニングでは，仙骨部だけでなく，仙骨部から下肢（踵）までを想定した除圧・分散を図ることが必要になる．

　以下に，股関節拘縮を想定した場合のポジショニングについて述べていく．また，ケース別に使用する体圧分散寝具，ポジショニング枕の形状・素材・アセスメントの視点を**表4**に示す．

表4　拘縮位へのポジショニング時に用いるポジショニング枕，体圧分散寝具とアセスメントの視点

ケース	ポジショニング枕の形状	ポジショニング枕の素材	アセスメントの視点
股関節変形・拘縮	＜上半身用＞ ・形状：長方形枕 ・長さ：約60cm ・幅：約30～40cm ・厚み：5～10cm以上 ＜下肢用＞ ・形状：長方形枕 ・長さ：両下肢が膝屈曲位でのせられる程度，約50～60cm ・幅：両下肢が膝屈曲位でのせられる程度，約60～90cm ・厚み：股関節から膝までが受けられる程度，50～60cm以上	＜上半身用＞ ポリウレタン・チップの枕 ＜下肢用＞ 高反発性ウレタンを下側に，上側にポリウレタン・チップを置いたもの ベースになる体圧分散寝具は，標準マットレス	● 拘縮部位とその拘縮が身体全体に及ぼす影響とその程度 ＊**ポジショニング施行前**：拘縮部位とその程度，身体全体への影響状況 ＊**施行時**：拘縮による部分圧迫の回避，ポジショニング枕の厚み・形状，挿入の仕方 ＊**施行後**：拘縮部位への負担の有無，体位の安定性，全体の安楽性
股関節変形・拘縮＋痩せ	股関節変形・拘縮に同じ	＜上半身用＞ 股関節変形・拘縮に同じ ＜下肢用＞ 高反発性ウレタンを下側に，上側に低反発性ウレタンを置いたもの ベースとなる体圧分散寝具は，厚型（10cm以上）のエア系，もしくは高反発性ウレタン，または高機能マットレス	● 痩せの程度，拘縮部位とその拘縮が身体全体に及ぼす影響とその程度 ＊**ポジショニング施行前**：ベースになる体圧分散寝具の厚み，柔らかさを検討する．拘縮部位とその程度，身体全体への影響状況 ＊**施行時**：拘縮による部分圧迫の回避，ポジショニング枕の厚み・形状，挿入の仕方 ＊**施行後**：身体全体の沈み込みの状態，拘縮部位への負担の有無，体位の安定性，全体の安楽性

■ 股関節拘縮患者のポジショニング DVD▶❽

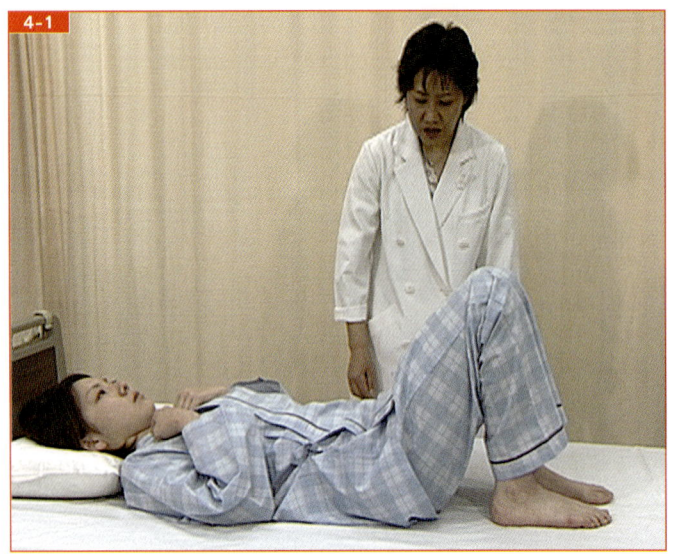

❶ どこの部位が，どのように拘縮・変形しているのかを確認する．また，可動性がどの程度かも評価する．（4-1）

臀部に青色の高い圧が広範囲に示され，除圧が不良である．また，背部，臀部，下肢部と島状に示され，分散状態も不良である．

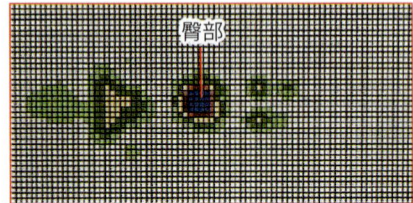

仰臥位のときの体圧図

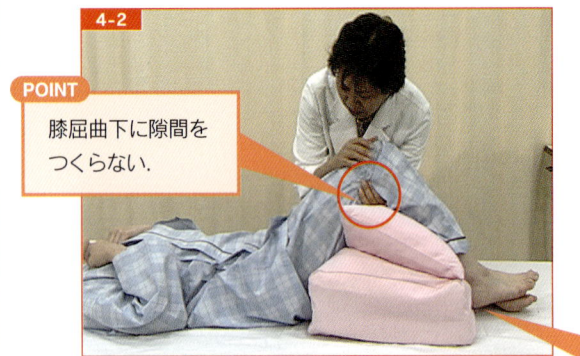

POINT
膝屈曲下に隙間をつくらない．

❷ 高反発性ウレタンを下側に，上側にポリウレタン・チップを置いた長方形枕を膝屈曲下に挿入する．（4-2）
■ 膝屈曲下と枕の間に隙間ができないようにする．
■ 隙間ができる場合には，ポリウレタン・チップの長方形枕を挿入して調整する．
■ 踵部が浮くようにする．

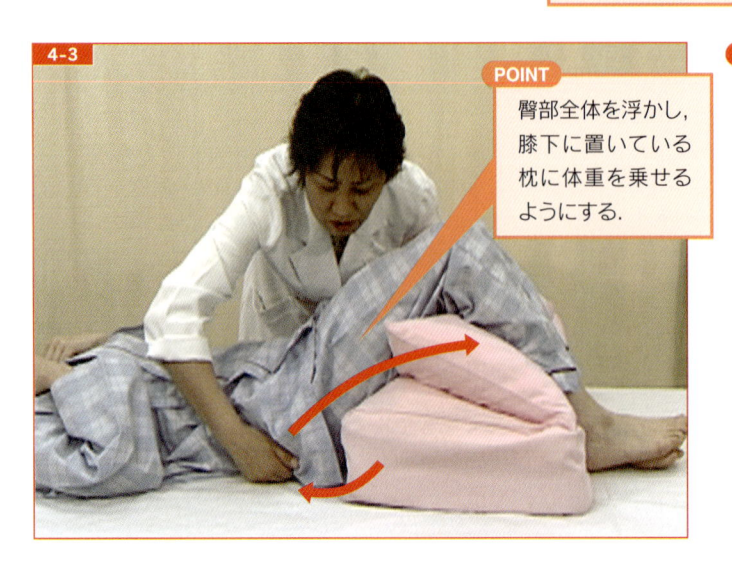

POINT
踵部を浮かせる．

POINT
臀部全体を浮かし，膝下に置いている枕に体重を乗せるようにする．

❸ 膝屈曲下へ枕を挿入することで両下肢・踵部の安楽と除圧をもたらすことはできるが，仙骨部はカバーできない．仙骨部の圧を十分に除圧・分散するために，腰から下肢全体を枕に預けるように乗せる．（4-3）

4 ポジショニングの技術：拘縮位への対応

4-4

POINT 足抜きを行う．

POINT 腰が浮くように下肢を枕にのせる．

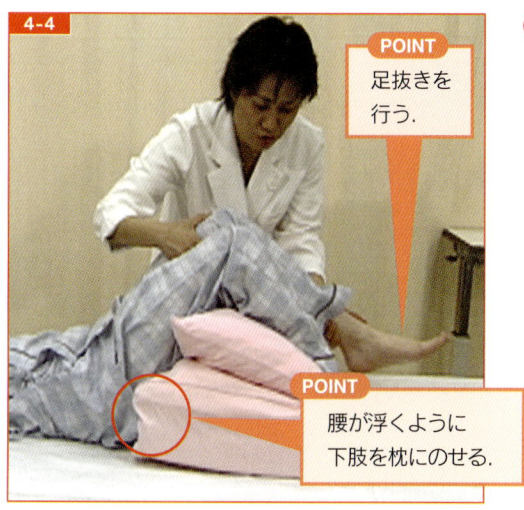

❹ 両膝の重なりを開かせたり，ポジショニング枕を挿入することで膝部内側の部分圧迫改善させる．また，踵部の圧迫の有無も確認する．(4-4)

ここがポイント

仙骨部の部分圧迫が強かったり，拘縮の程度によっては，踵部の圧も増加することが予測できる．そのためにも，腰から下肢全体を枕に預けることが重要である．

4-5

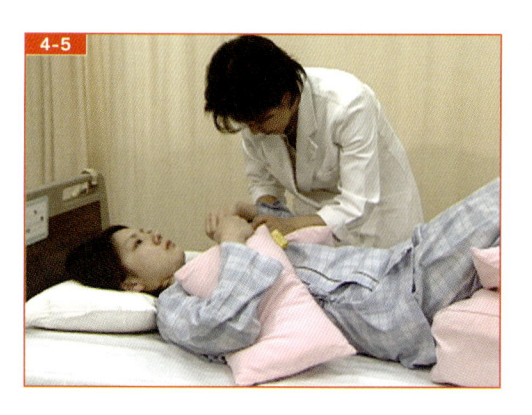

❺ 両上肢に肩関節の拘縮などがある場合，両肘へ強い圧迫が加わる可能性があるので，除圧・分散のためにポリウレタン・チップの長方形枕を挿入する．(4-5)

4-6

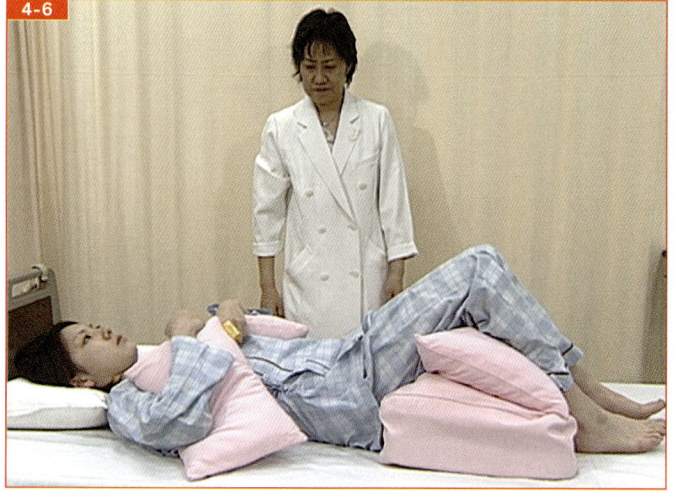

❻ 拘縮部位が直接，体にくっつかないようになっているかを確認する．(4-6)

臀部の高い圧の範囲が狭ばまり，除圧の改善がある．枕を挿入したことで接触面積も広がり，分散状態も良好になっている．

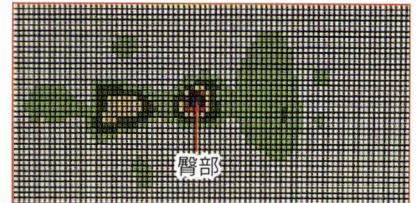

臀部

ポジショニング後の体圧図

> **ここがポイント**
> - 拘縮部位の負担の改善をどのポジショニング枕で行うかをデザインすることが重要である．拘縮部位と枕の大きさ・厚み・数などを組み合わせて検討する．
> - 下肢を枕にのせるだけでは十分な除圧は図れない．部分圧迫を除去する乗せ方の工夫をする．（腰を浮かせるようにしながら，拘縮部位に影響のない範囲で引っ張りながらのせるなど）．

■ **痩せが著明な患者のポジショニング**

① 枕の挿入の仕方，枕への下肢の預け方は，「股関節拘縮患者のポジショニング」の①〜④に準じる．

② 腰から下肢のみならず，上半身にも除圧・分散を図る必要がある．そのためベースとなる体圧分散寝具は，厚みのある柔らかいタイプを使用する．

■ 自動運動によるリハビリテーションを期待したい場合，体圧分散寝具は高反発性ウレタンマットレスを使用する．自動運動が期待できない場合は，エア系で厚型（10cm以上），もしくは高機能マットレスを選択する．

> **ここがポイント**
> 痩せが著明な患者の場合，最初に痩せによる圧迫部分の除圧を検討してから，次に拘縮部位の除圧・分散を検討するようにする．

Column

ギャッチアップか，背上げか

筆者は講演時に，ベッドを挙上することを「背上げ・背下げ」と説明している．あるとき「どうしてギャッチアップと言わないのか」と質問を受け，即座に返事ができず苦笑したことがあった．英語文献を見ると，ヘッドアップ，ヘッドダウンが用いられ，ギャッチアップは使われていない．そのため，筆者もヘッドアップやヘッドダウンと言うときもあるが，先の質問の件とも相まって，しっくりとしていなかった．そこで，これまでやむなく用語集にある「背上げ・背下げ」を使用していた．

過日，この疑問に対する答えがわかった．講演でご一緒した美濃良夫先生（阪和第一泉北病院）が，このギャッチアップについて説明をされたくだりがあった．「リクライニング機能をもったベッドを考案した人が『ギャッチさん』．ギャッチさんが作ったベッドをギャッチベッドといい，それを使用するうちにギャッチアップと慣習的に呼び始めたのではないか」と説明された．その説明を聞いて以来，筆者は自信をもって「背上げ・背下げ」と言えるようになった．美濃先生に感謝!!

4 ポジショニングの技術：拘縮位への対応

■ポジショニングの実際：基準枕を使用した場合

拘縮位においても，本来はポジショニング枕を用いることが望ましいが，それができない場合を想定し，ここでは基準枕を用いた場合にどのようにポジショニングを行えばよいのか，また，基準枕を用いた場合の除圧・分散の限界や留意点を整理していく．

■股関節拘縮患者のポジショニング　DVD▶⑧

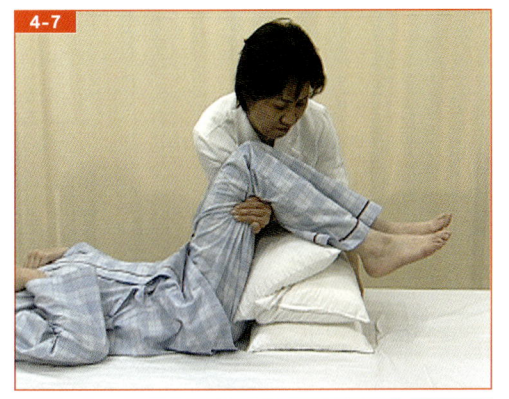

❶ 枕を挿入するまでは「ポジショニング枕を使用した場合」と同様にする．

❷ 拘縮部位の膝の高さに合わせ，隙間が埋まるように基準枕を重ねて敷き込む．(4-7)

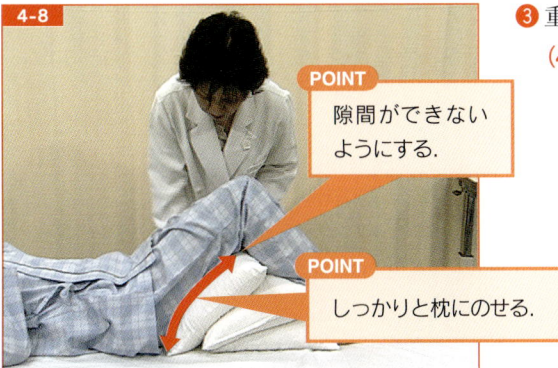

❸ 重ねた基準枕の上に臀部から下肢がのるように置く．(4-8)

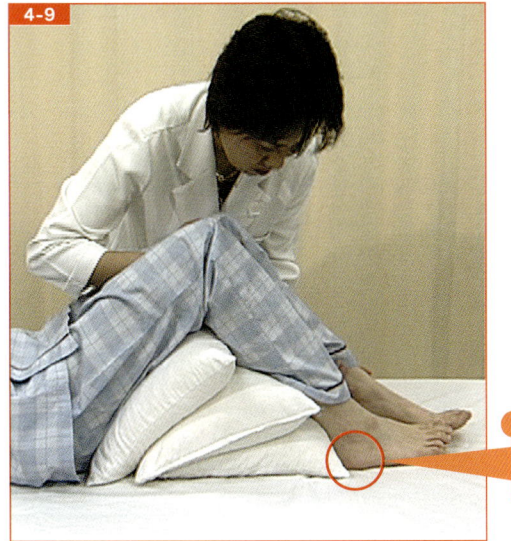

POINT 隙間ができないようにする．

POINT しっかりと枕にのせる．

❹ 両膝の重なりや踵部の圧迫ができるだけ軽減されるようにする．(4-9)

POINT 踵部の圧迫に注意する．

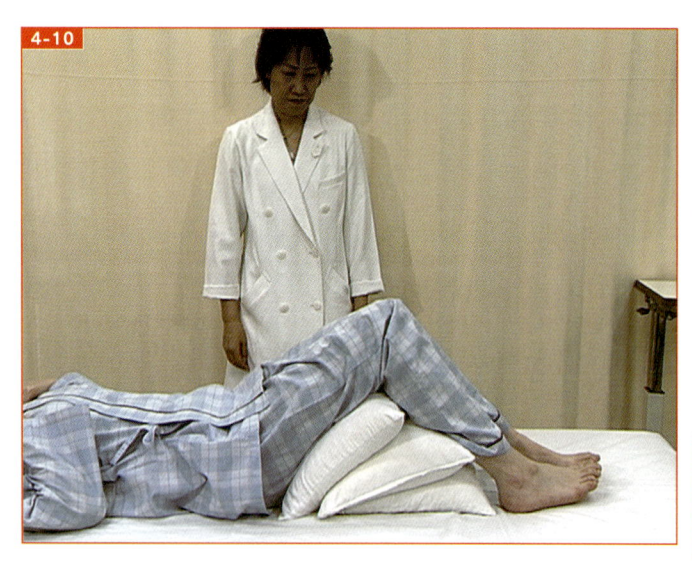

4-10

❺ ポジショニング完了．（4-10）
■ 脇拘縮がある場合，基準枕を肩の下から肘部へ挿入する（脇拘縮は上肢が胸をはさむようになるため）．

Caution
臀部の除圧が行われておらず，広い面積にわたって高い圧がかかっている．また，両下肢に入れた基準枕では，高さが十分に出せないため，踵部の除圧が行えていない．

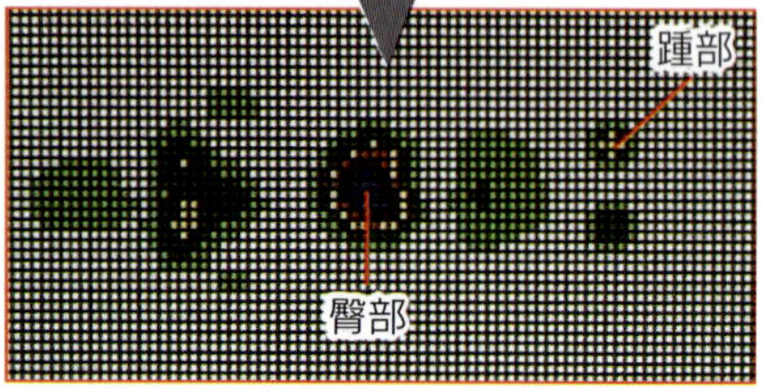

踵部
臀部

ポジショニング後の体圧図

おさえておこう

使用する体圧分散寝具・用具による比較：拘縮位の場合

●一般的な硬いマットレス（薄型静止型）使用時

基準枕を使用した場合　　　　　ウレタンの枕を使用した場合

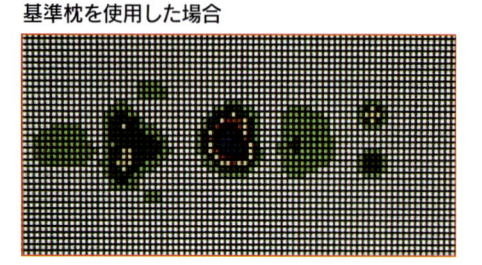

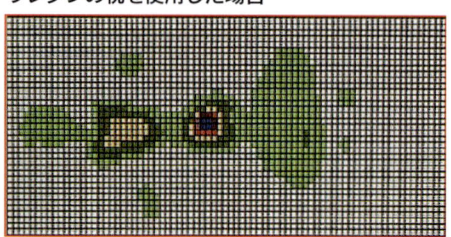

基準枕では厚みが薄いため，下肢の体重を十分に受けることができず，除圧が悪い．ウレタンの枕は厚みがしっかり保たれるため，除圧・分散効果がみられる．

●ウレタンの枕使用時

一般的な硬いマットレス（薄型静止型）使用時　　　厚型静止型マットレス（ソフィア®）使用時

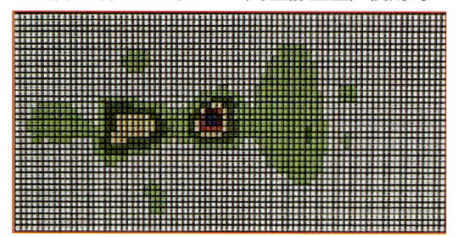

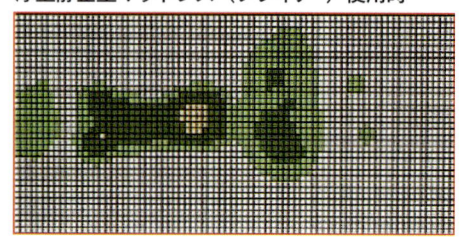

臀部の除圧をよくするためには，マットレスを厚型のものに変更するとよい．

5 ポジショニングの技術
仰臥位から腹臥位

■ 腹臥位の効果

　腹臥位は，臨床ではあまり積極的にとられない体位である．しかし，褥瘡予防や寝たきり予防において，有効性が指摘されている[1,2]．筆者も，関節拘縮がある事例で腹臥位を継続するうちに，肩関節が柔軟になって，手を上げられるようになったり，寝返りが打てるようになったことを経験している．

　しかし，特に高齢者では，完全腹臥位になることは難しい．そのため，半腹臥位などから少しずつ完全腹臥位へと移行していくが，その援助をとおして種々の効果が期待できることがわかってきた．

■ 腹臥位が問題になるケース

■ **拘縮**：腹臥位において問題になるのは，拘縮がある場合である．肘，脇の拘縮が硬く，強度の場合は，腹臥位をとることで拘縮関節の脱臼や骨折などの危険性が増すので，この体位を積極的に選択するメリットがない．膝拘縮が強く，伸展が難しい場合も，体圧分散寝具やポジショニング枕などの挿入により膝屈曲部への除圧を図ることは困難なので，選択体位として意味をなさない．

■ ポジショニングの実際

　腹臥位のポジショニングで留意しなくてはならないのは，腹臥位の種々のバリエーションからどの体位を選択するか，その体位の選択後に仰臥位から腹臥位へ移行するためにどの方法を選択するかである．**表5**に腹臥位のバリエーションと適応，および注意点を記した．患者に適した体位の選択の参考にしてほしい．

表5 腹臥位バリエーション

バリエーション		適応・注意点
① 基本体位 （Udo's method）		肩・肘・膝などの各関節の拘縮・変形が軽度の場合．顔を横に向け，呼吸運動が制限されないようにする．
② 枕・クッション使用例		円背などがある場合．肘の下にクッションを入れると安楽になる．膝拘縮の場合も同様である．
③ 枕・クッション使用例の変形		首が前傾している場合や首の回旋が悪い場合は，胸を少し高くし，首（頭）がうなだれるようにする．膝関節や足関節が拘縮している場合（内旋できない場合）は，下肢の下に枕を入れ，体位が強制されないようにする．
④ 抱き枕使用例		麻痺や拘縮などが片側の場合．抱き枕を調節して使用する（健側に挿入し，少し浮かせる）．過度に浮かせると，患側に急な角度が付き，負担を増すことになる．
⑤ 車椅子座位による腹臥位		股関節や膝などに制限がある場合．首が落ち込みすぎないようにする．

5 ポジショニングの技術：仰臥位から腹臥位

　患者は慣れると好んで腹臥位をとるが，慣れないうちは手・顔の置き方など種々な抵抗を示す．それは筋緊張を伴うことが多い．そのため，慣れるまでは中間位をとりながら，段階的に目指す腹臥位に移行できるようにする．また，関節拘縮や筋萎縮がある場合は，患側からは行わないようにする．

　以下に，代表的なケースのUdo's methodの腹臥位へのポジショニングについて述べる．また，ケース別に使用する体圧分散寝具，ポジショニング枕の形状・素材，アセスメントの視点を表6に示す．

表6　Udo's methodの腹臥位へのポジショニング時に用いるポジショニング枕，体圧分散寝具とアセスメントの視点

ケース	ポジショニング枕の形状	ポジショニング枕の素材	アセスメントの視点
標準	<顔面用> ・長さ：縦25〜30cm 　×横30〜40cm ・厚さ：5×10cm	<顔面用> ・タオルを折りたたむ ・ポリウレタン・チップの柔らかい小枕 ベースとなる体圧分散寝具は，標準マットレス	● 腹臥位をとるまでの課題（関節の拘縮，筋緊張，本人の反応など）の検討 ＊**ポジショニング施行前**：ポジショニング枕の選択と観察ポイントの確認 ＊**施行時**：苦痛なく腹臥位をとれているか，部分圧迫の有無の確認 ＊**施行後**：肘・膝・腸骨・つま先の部分圧迫を観察，圧測定を行う．体位による苦痛表情の観察，呼吸状態の観察
痩せ	標準に同じ	標準に同じ ベースとなる体圧分散寝具は，厚さ10cm以上の高反発性ウレタン系のマットレス	標準に同じ ＊**ポジショニング施行前**：標準に同じ．体圧分散寝具の厚さと柔らかさに留意し，選択する ＊**施行時**：標準に同じ ＊**施行後**：標準に同じ
股関節変形・拘縮	<顔面用> 標準に同じ <上半身用> ・形状：四角枕 ・長さ：鎖骨から臍，30〜40cm程度 ・幅：体幹幅，30cm程度 ・厚み：約5〜10cm	<顔面用> 標準に同じ <上半身用> ・低反発性ウレタン ベースとなる体圧分散寝具は，厚さ10cm以上の高反発性ウレタン系のマットレス	標準に同じ ＊**ポジショニング施行前**：関節拘縮の程度と部位，全身に及ぼす影響 ＊**施行時**：関節拘縮部を保護しながら，徐々に体位を変更する ＊**施行後**：関節拘縮部の保護の程度と，除圧・分散の確認，呼吸状態と安楽性

■ 標準的な患者のポジショニング

① ポジショニング枕は，前胸部が接することから，気持ちの良さと除圧・分散効果の良好さから選択する．
② 息苦しさの原因になるため，顔面が肩より低く落ち込まないようにする．

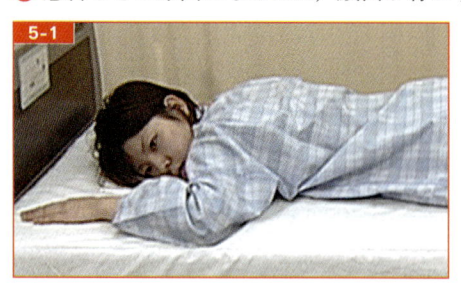

■ 顔面が肩より低くなるときには，顔面の下に柔らかい素材の枕やタオルを数回折ったものを置き，状態（姿勢）を安定させる．(5-1)

ここがポイント
- 段階的に腹臥位へ移行する．場合によっては，数日かけて腹臥位をとらせるようにする．
- 腹臥位は慣れるまで息苦しさを訴える患者も少なくないため，呼吸状態の管理も行う．
- 腹臥位により唾液などの口腔内分泌物が増加するので，拭い取ること，感染に留意することも重要である．

これはやってはダメ
口がふさがらないようにする．顔を左右のどちらかに傾ける．

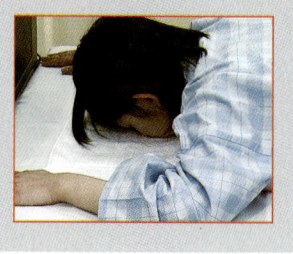

■ 痩せが著明な患者のポジショニング

① 枕の挿入の仕方，体の預け方は，「標準的な患者のポジショニング」に準じる．
② 使用するマットレスを検討する．
■ 痩せのため，腹臥位になったときに骨盤稜（腸骨前面）や膝蓋骨に部分圧迫を受ける可能性がある．その場合には，厚さ10cm以上の高反発性ウレタン系のマットレスを使用する．
■ 腹臥位を続けていくと自動運動がみられる（期待できる）ようになるので，自動運動を障害しないために高反発性ウレタン系のマットレスを使用する．

■ 股関節変形・拘縮のある患者のポジショニング

① 枕の挿入の仕方，体の預け方は，「標準的な患者のポジショニング」に準じる．
② 関節の変形や拘縮の程度により，左右のどちら側から段階的に腹臥位にするか（側臥位から腹臥位にするか）を評価する（変形・拘縮の強い側を下側にしない）．
③ 完全腹臥位が行えない場合は，変形・拘縮側を軽くもち上げる（変形・拘縮の強い側を下にしない）ようにポリウレタン・チップの柔らかい小枕を使用する．

■ 文献

1) 有働尚子：低ADL（高齢）患者に対する腹臥位療法のすすめ－QOL重視の全人間的アプローチ．看護学雑誌 1999；63(11)：1004-1031．
2) 有働尚子：寝たきり高齢患者における＜腹臥位療法＞の効果について．第15回日本神経治療学会．1999．

6 車椅子使用時のポジショニング

　車椅子使用時のポジショニングでは，座り方と，除圧と分散を配慮した「座るための枕（クッション）」の選択・使用が重要になる．

　以下に，車椅子使用時の正しい体位と，その体位を維持するためのポジショニングについて述べる．

基本となる座位姿勢

　車椅子では，90度ルールによる座位姿勢の維持が支持される[1]（図6）．股関節が90度になると，大腿後面の接触面積が最大となり，除圧・分散効果が最大になる．また，脊椎が伸び，腹部に圧迫がかからず，脳への刺激も良好となる．そのため90度座位が有効とされている．

　また股関節の90度維持には，股関節に連動する膝関節や足関節の角度が影響する．そのため，90度ルールが車椅子や椅子などにおいて望ましい姿勢とされるのである．

「坐骨すわり」をしたときのずれと圧

　この基本を踏まえ，車椅子を使用している高齢者の座位姿勢によくみられる「坐骨すわり」について分析してみよう．

　車椅子上の臀部の位置によって，圧とずれにどのような影響を及ぼすかを検討する実験を行った．

　この実験では，基点は90度ルールに則ることにしている．また，股関節の拘縮などで股関節の90度維持ができない場合に「坐骨すわり」といわれる前方へ滑り出した座位姿勢となることを想定し，10cm，20cmと前方へ移動した場合の体圧とずれ力を測定した（図7）．

　その結果，クッション不使用時に基点では両臀部に圧がかかり，ずれ力は2.1N（2,100g）程度であったが，坐骨すわりになると圧が尾骨部へ集中するようになり，ずれ力も高くなっていることがわかった．

　しかし基点時においても，クッション不使用時には，両臀部に赤色の最高圧が示されている．これは褥瘡発生危険圧といえる．したがって，臀部圧を減ずる必要がある．通常，臀部には臀筋があり，クッション効果が期待できる．しかし，痩せなどにより臀筋がそげ落ちている場合，90度姿勢で座っていても，除圧・分散が十分にはできない．

　10cm，20cmと座る位置が前方へ移動した場合では，股関節の角度が鋭角となり，臀筋が引っ張られ尾骨を露呈させることになる．また，膝関

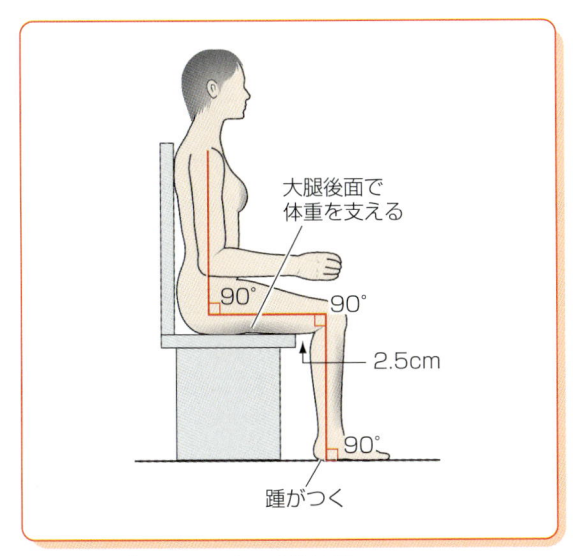

図6　90度ルールによる座位姿勢
（厚生省老人保健福祉局老人保健課監：褥瘡の予防・治療ガイドライン．照林社；2002. p.18.[1] より）

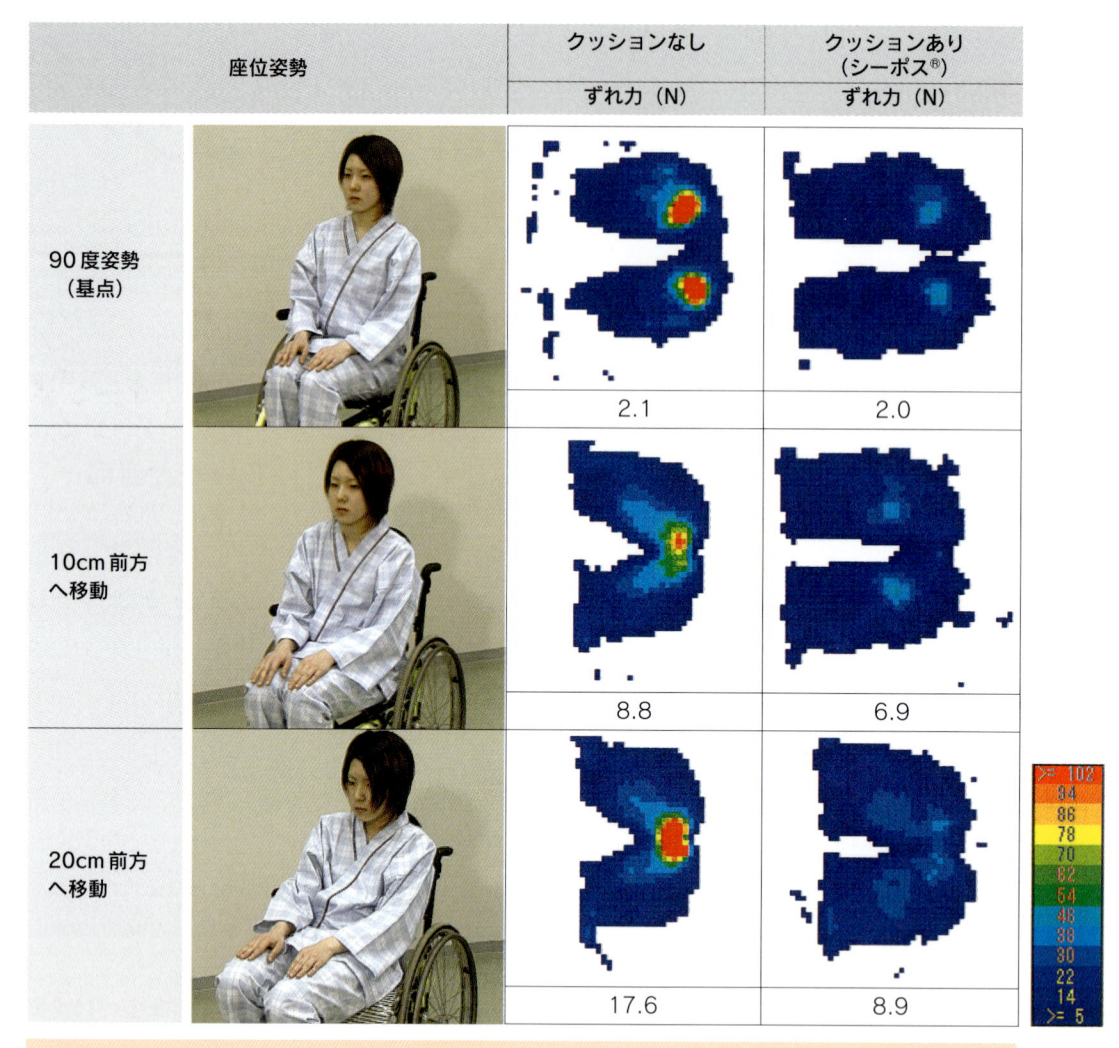

座位姿勢	クッションなし ずれ力（N）	クッションあり（シーポス®）ずれ力（N）
90度姿勢（基点）	2.1	2.0
10cm前方へ移動	8.8	6.9
20cm前方へ移動	17.6	8.9

被験者：女性　身長162cm　体重49kg　BMI18.6
測定器：BIG-MAT®（ニッタ株式会社）
注）測定器の誤差は±4mmHg．体圧値（mmHg）は参考値としてください．
　　別条件下で測定したほかの既存データとの比較はしないようにしてください．

図7　坐骨すわりをしたときの体圧とずれ力

節が90度より鋭角になることで，膝の位置が高くなるため，臀部（尾骨部）が沈みこむようになり，圧がかかりやすくなってしまう．

8 座位時のポジショニング DVD▶⑨

この実験からも，座位時は，できるかぎり90度座位姿勢が維持されることが重要であることがわかるだろう．また，90度座位姿勢が維持されていても，横倒れなどを起こしていれば，部分圧が生じるため（図8），まっすぐに座ってもらうことが基本といえる．

そのため，座位姿勢のポジショニングでは，①座面の除圧・分散と，②支持性についての工夫が重要になる．

6 車椅子使用時のポジショニング

座位姿勢		クッションなし	クッションあり（シーポス®）
90度姿勢（基点）			
円背姿勢			
横倒れ			

被験者：女性　身長162cm　体重49kg　BMI18.6
測定器：HUGE-MAT®（ニッタ株式会社）
注）測定器の誤差は±4mmHg．体圧値（mmHg）は参考値としてください．
　　別条件下で測定した他の既存データとの比較はしないようにしてください．

円背になることで，両坐骨ならびに尾骨の飛び出しが起こり，部分圧迫を起こしやすくなる．
横倒れでは，片側の坐骨へ高い圧を与えることになる．

図8　円背姿勢や横倒れを起こしたときの体圧

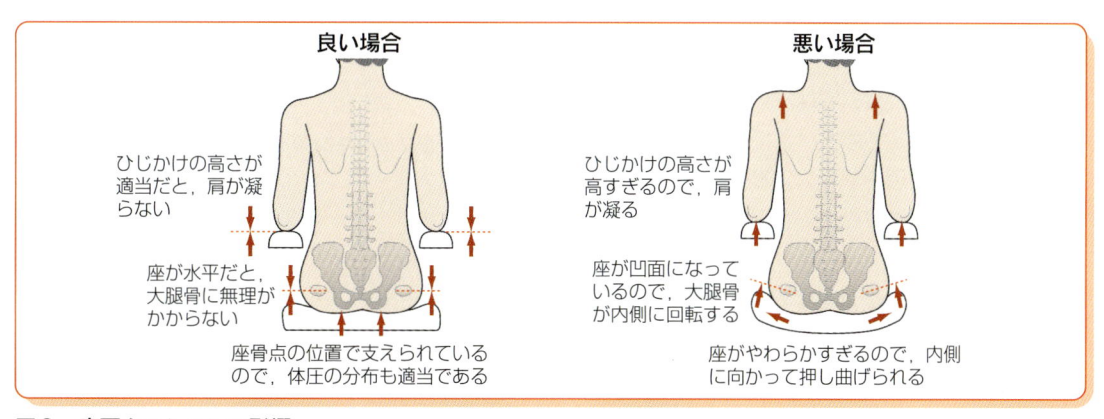

良い場合／悪い場合

良い場合：
- ひじかけの高さが適当だと，肩が凝らない
- 座が水平だと，大腿骨に無理がかからない
- 坐骨点の位置で支えられているので，体圧の分布も適当である

悪い場合：
- ひじかけの高さが高すぎるので，肩が凝る
- 座が凹面になっているので，大腿骨が内側に回転する
- 座がやわらかすぎるので，内側に向かって押し曲げられる

図9　座面クッションの影響
（小原二郎：人間工学からの発想―クオリティ・ライフの探求．講談社；1982．p.134．より）

素材		特殊ウレタンフォーム		ウレタン＋ゲル
商品名 （メーカー）	クッションなし	ソフトナース車いす用 （ラックヘルスケア）	Gel-Tクッション （ケープ）	シーポス （モルテン）
重量/ 厚さ		0.7kg 40〜100mm	2.5kg 50mm	1.3kg 50mm
座圧	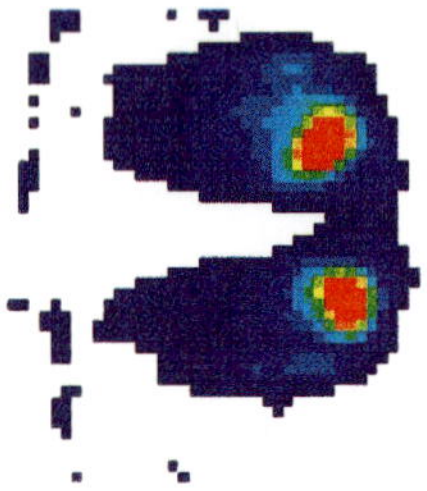	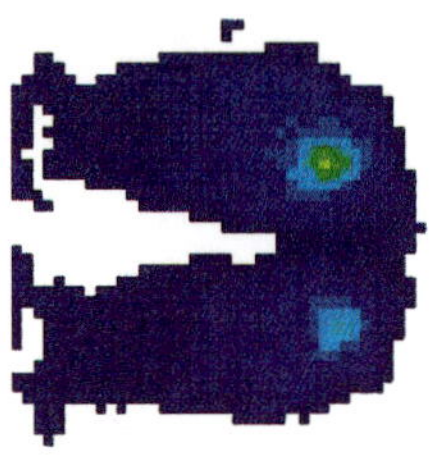	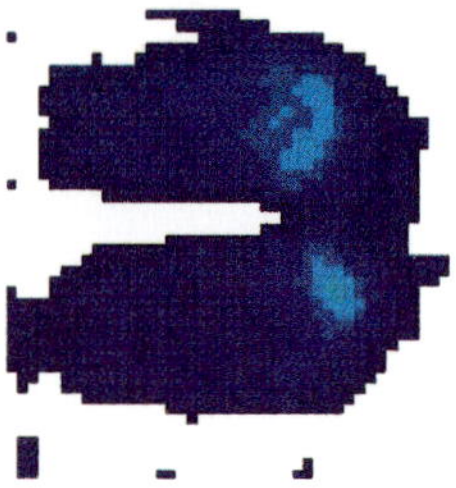	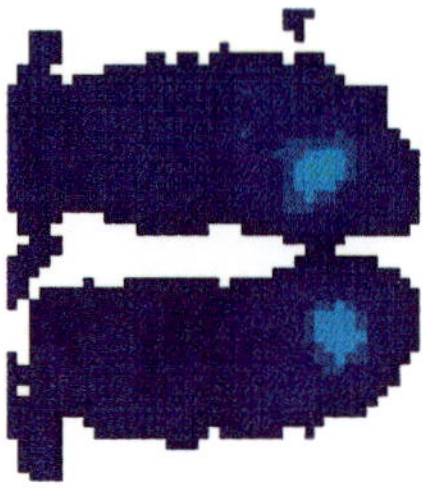

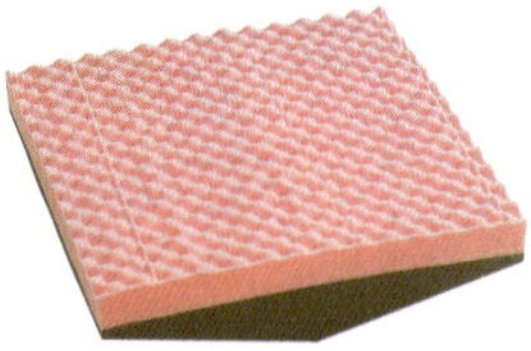

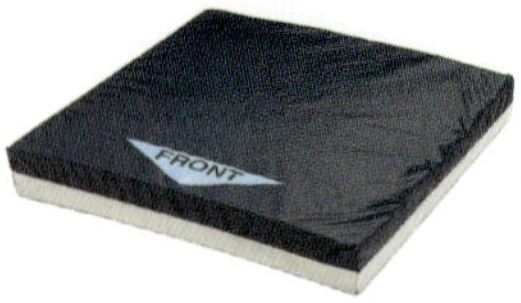

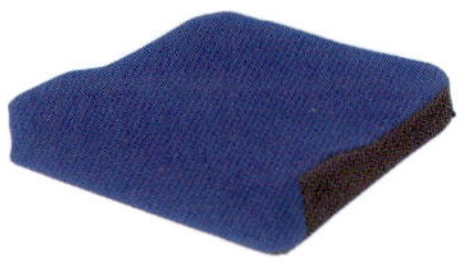

図10　各種座面クッションによる座圧の比較

座面クッションの選択

除圧・分散のためには，柔らかな素材がよいが，柔らか過ぎると大腿骨が内側に回転し，無理がかかる（図9）．したがって，座面の水平を維持し，かつ除圧・分散に優れた座面クッションが必要になる．

各種座面クッションによる座圧の比較を図10に示した．何も敷かずに直接，座ったときの除圧・分散効果がいかに不良かが一目瞭然である．

座面クッションの選択では，患者要因・評価項目・素材の3要素を考慮すべきである．（表7）

以下に，患者要因を機軸に，座面クッションの選択について述べていく．

自力移動できる場合

脊髄損傷や脳梗塞後遺症などにより麻痺があっても，自力移動を行っている場合には，素材はエア系より，ウレタン系，ゲル系，ウレタンとゲルのミックスのほうが臀部のずれを回避できると考える．こうした症例では，両腕によるプッシュ・アップ*での移動・着座や，いざりながら座り位置を調整する方法を主に取ることになる．そのため，エア系のクッションであると，座面のエア柱が横倒れした状態になったり，あるいはわずかな臀部の動きに沿うようにエア柱も動く（ずれる）ため，表面的にはずれが少ないように見受けられても支持性が得られにくい．また，臀部のずれについても，表面へのずれは予防できても，深部のずれを引き起こすことになりかねない．そのため，全体を包み込み，表面的にもずれが起こりにくい

表7　座面クッションの選択時に考慮すべき要素

患者要因	① 自力で動く程度 ② 痩せのレベル
評価項目	① 実際の圧測定 ② 姿勢のくずれ ③ 座り心地 ④ コスト
素材	① エア系 ② ウレタン系 ③ ゲル系 ④ ウレタンとゲルのミックス

6 車椅子使用時のポジショニング

	エア		特殊ゲル
エクスジェルマルチクッション[*1]（加地）	アカデミークッション（ラックヘルスケア）	キネリス（ラックヘルスケア）	ジェイ2クッション（アクセスインターナショナル）
1.7kg	0.8kg	1.1kg	4.0kg
45mm	60mm	100mm	70mm

[*1] エクスジェルマルチクッションは，車椅子に特化したものではなく，さまざまな場面で使用できるようフラット仕様で開発された商品

被験者：女性　身長162cm　体重49kg　BMI18.6
測定器：BIG-MAT®（ニッタ株式会社）
注）測定器の誤差は±4mmHg．体圧値（mmHg）は参考値としてください．
　　別条件下で測定したほかの既存データとの比較はしないようにしてください．

ウレタン系，ゲル系，ウレタンとゲルのミックスのクッションを選択し，良い姿勢で座るように座り直しを習慣化できるようにしたほうがよいと考える．

つまりこの場合，評価項目の ② 姿勢のくずれ，① 実際の圧測定，③ 座り心地，④ コストの順ですり合わせを行うとよい．

著明な痩せがある場合

痩せがある場合，正しい姿勢で座れていても，体重が軽いため，エア系のクッションではエア柱をうまく座面でキャッチすることが難しい．そのために，姿勢のくずれ（ずれ）を引き起こす場合がある．

したがって，エア系のクッションを使用するのは，ある程度の体重があるケース，エア柱をしっかりつかむ（均一に押さえる）ことができるケースと考えるのがよいだろう．

クッション素材の特徴と留意点

そのほかに素材について留意しなくてはならない点を述べる．

ウレタン系は多様性があるが，熱をもつ特性もあるので，15分置きにプッシュ・アップ[*]を行い，熱がこもらないようにしなくてはならない．

ゲル系も多くの症例で適応可能であり，優れた支持性と除圧・分散効果が期待できる．しかし，ゲル系の座面クッションは高価なため，自己負担の患者への適用は難しいだろう．最近では，ゲルとウレタンの層構造になっていて，優れた除圧・分散を図るとともに，コストも抑えたものも販売されている．

ウレタン・チップ入りの一般家庭で使用するようなクッションや綿入り座布団などが，臨床では

[*] 体を抱きかかえ，臀部を車椅子の座面から浮かし，圧迫を瞬時に解放すること．

よく用いられている．しかし，この場合には実際に圧測定をし，除圧の良否を評価することが重要である．体圧分散寝具と同様に，座面クッションも座った状態においてある程度の厚みが維持されないと除圧・分散効果が得られないことを忘れてはならない．

特殊な形状のものとしては，文献[2]でも有効性が指摘されているように，ブーメラン型のクッションの使用も勧められる（**図12**）．ブーメラン型クッションを利用することで，股関節90度，膝関節90度を維持しやすくなる．股関節の拘縮が強い患者でも，90度ルールの座位姿勢をできるかぎり目指すことが基本であることから，このクッションの使用は有用といえよう．

座位時のポジショニングの留意点

座面クッションの正しい選択以外に，車椅子での座位時のポジショニングで留意すべき点について述べる．

座面が高くなることの弊害と必要な配慮

車椅子の手置き部分が調整できない車椅子では，座面が高くなることで手すりの低いベランダに立ったときのような状態となる．そういう状態で体が横に倒れれば，重い上体を支えきれず，転倒することは容易に想像できる．また，座面が高過ぎる場合，肘かけが低くなり，上肢が支えられず肩への負担が増し，肩凝りの原因にもなる．

そのため，安全性と安楽性の視点から，車椅子の肘掛けの高さが調整できることが重要である．座っているときに肘が臍よりは高く（重心が臍より下がると体位が不安定となる），しかし肩が上がらない位置とすることが望ましい．

小柄な患者への配慮

小柄な患者では，車椅子の中で体が泳ぐような状態になる場合がある．この場合，90度ルールの座位姿勢が取れていても，容易に姿勢のくずれが生じる．体が傾くことで，臀部の一方の体圧を増すことになり，部分圧迫を高めてしまう．そのため，体の両側にクッションやバスタオルなどを詰め，体が左右に動かないようにする，あるいは傾かないようにする工夫が必要になる（**図13**）．最終的には，各部が調整できる機能の車椅子を使用できるとよい．

座面シートがたわむ場合の対応

車椅子の座面シートが落ち込む場合は，すり鉢のようになるので，臀部にずれ力を起こすと同時に，尾骨部を露呈しやすくする．できれば除圧・分散機能に優れた座面クッションを利用するのが望ましいが，もし施設に十分な座面クッションがない場合などには，段ボールを何層にも合わせるなどして座面を平坦にする工夫を施すことも有用

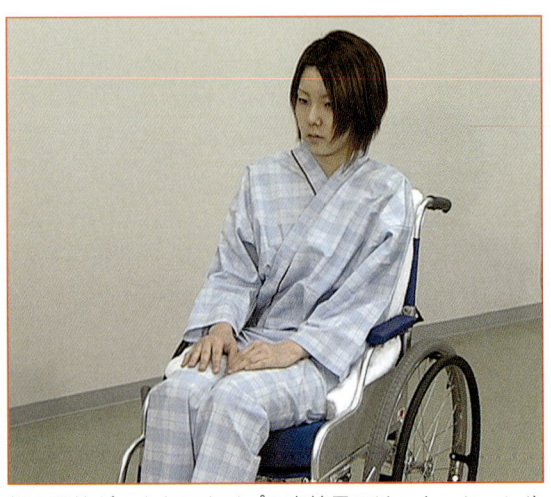

図12　ブーメラン型クッション

幅の調節ができないタイプの車椅子では，クッションやバスタオルなどを詰め，左右への動きを予防する．

図13　体の両側にタオルを詰めた状態

である．

背もたれがゆがむ場合の対応

車椅子背もたれがゆがむ場合は，両肩が内方へ向くと同時に円背を起こしやすくなる．このような場合は，段ボールなどを利用し，臀部の落ち込みや背もたれのゆがみが生じないようにし，かつ除圧・分散を図れるようにすることが重要である．

プッシュ・アップを積極的に取り入れる

これまで述べてきたように，車椅子使用時には，座面へのクッション使用が不可欠であるが，米国でのガイドラインでの基準にもなっている臀部の血流回復を目的とした15分置きのプッシュ・アップを行うことが重要であることも忘れてはならない．

■ 文献
1) 厚生省老人保健福祉局老人保健課監：褥瘡の予防・治療ガイドライン．照林社，2002；p.18.
2) 前掲1)，p.19.

Column

お蔵入りの拘縮予防パッド

筆者がポジショニングについて検討し始めて数年が経過する．きっかけは，拘縮患者への対応について臨床看護師から相談を受けたことだった．麻痺や寝たきりなどから褥瘡が好発する高齢者では，関節の変形や拘縮が多いため，その改善や弊害を少なくするためのポジショニング方法や拘縮を予防する方法はないかと，よく尋ねられた．そこで筆者は，「拘縮予防パッド」と称して，(株)モルテンと共同で開発に取り組むことにした．

拘縮予防パッドを考案後，脇拘縮5名，膝拘縮5名の計10名の患者を対象に，パッドの効果判定のために体圧と皮膚湿潤度を測定した．その結果，パッドを使用したほうが体圧は有意に減少する傾向にあり，皮膚の湿潤もパッド使用によって改善した．さらに脇拘縮では，「使用し続けるうちに脇が次第に開くようになった」という臨床からの声も届いた．

このような良好な結果と手ごたえから，「いよいよ商品化」と思いきや，現実はなかなか厳しいものである．予想以上に作成単価が高くなることがわかり，市場性の関係からお蔵入りとなってしまった．需要と供給，価値と価格のせめぎ合い．人に優しい商品を開発することは，並大抵なことではないことを身をもって知ったが，今後の取り組みへの示唆と知恵を与えてくれた出来事だったと今では思えるようになった．

第5章

ポジショニングの実際

　本章では，実際の症例からポジショニングのあり方を検討していく．個々の症例では，事前に想定し得る範囲を超えたリアルな問題が突きつけられる．そのリアルな問題にどれほどの個別性と共通性が含まれているかを確認することが，ここでの主たるねらいである．
　ここでは3症例を取り上げ，これまでに臨床で行われていたポジショニングとそれを改善したものとを比較していく．また，症例へのポジショニングをとおして導かれた共通性・普遍性についても検討していく．

1 右膝に拘縮があるが緩やかな動きのある患者のポジショニング

■ **患者**

Aさん，96歳，女性．

右膝に強い拘縮があり，それに引っ張られるように左膝も拘縮傾向にある．2か月前までは座位姿勢がとれていたが，現在はとりづらくなり，寝たきり状態である．右膝は伸展できないが，左膝は反発も強くなく，ほぼ180度近くまで伸ばすことが可能である．しかし，左膝を曲げているほうが楽なようで，右膝と重ねるようにして曲げていることが多い．

姿位は，右膝が拘縮しているために仰臥位はとれず，左右の30度側臥位をとっている．

全身に乾燥と真菌感染による皮膚瘙痒症があり，終始手の届く範囲を両手で掻いている．両肩・両肘は自由に動かせる．掻く動作をするときの股関節の開閉などにより，微妙に体位を変えることができる．

■ **これまでに臨床で行われていたポジショニングの方法：右側臥位** DVD▶⓫

背中にビーズクッションを挿入し，左右の下肢の間に犬のぬいぐるみをはさんでいる．（1-1）

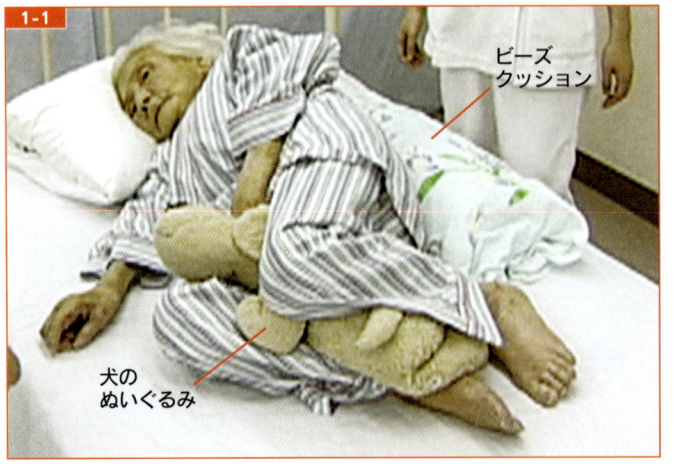

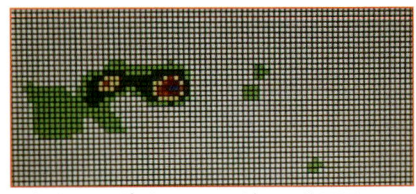

1-1

これまでのポジショニングでの体圧図
（使用している体圧分散寝具：汎用されている薄型静止型マットレス）

1 右膝に拘縮があるが緩やかな動きのある患者のポジショニング

■**本ポジショニングの問題点**
■ 枕が高めのため，首のラインが不自然で息苦しそうに見える（1-2）．
■ 右上肢を体幹下から抜いてはいるが，右肩は上半身に押されて自由が制限されている．（1-2）

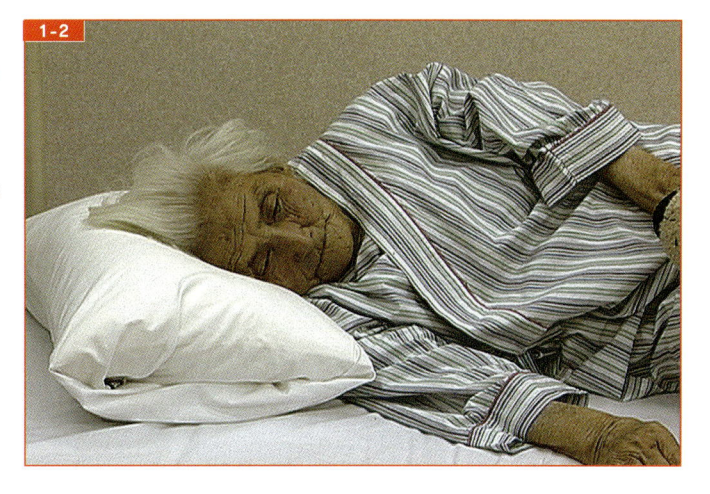

■ 背中のビーズクッションは背部に当てられているだけで，何の目的で使用されているか不明である．（1-3）
■ 右外踝部は，重なっている左下肢により部分圧迫を受けやすい状態である．（1-3）

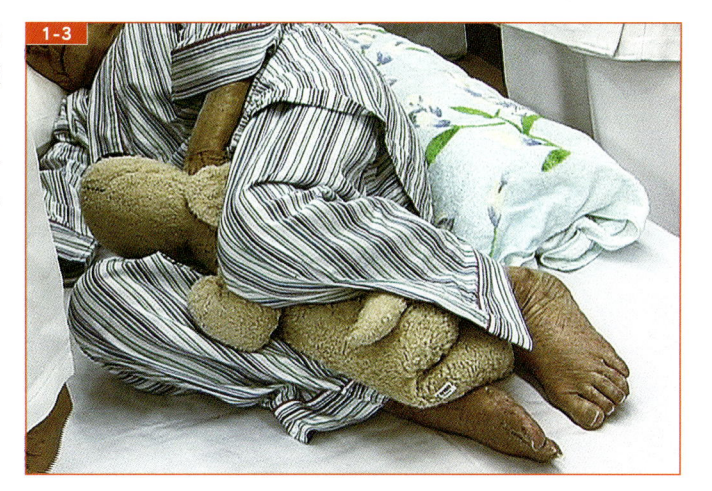

● 右外踝部と右肩部の部分圧迫．（1-4，1-5）

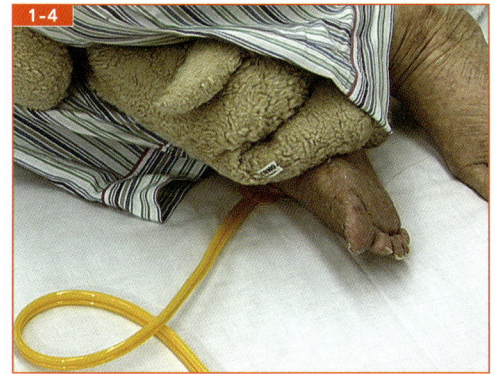

右外踝部の部分圧：約57mmHg

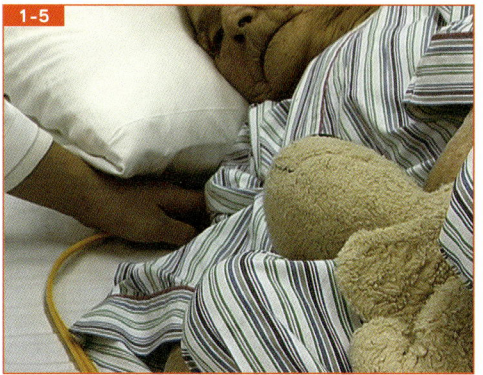

右肩部の部分圧：約35mmHg

- ■ **部分圧迫の原因**
- ■ **右肩部**：背中のビーズクッションがしっかり挿入されていないため，上半身の圧が除かれず，肩にも部分圧迫がかかっていると考えられる．
- ■ **右外踝部**：左右の下肢が折り重なり，左下肢が右下肢を押さえるようになっている．また，犬のぬいぐるみを下肢に挟んでいるが，形状が複雑なためうまくはさまっておらず，くっつきやすい両下肢を広げる役割を果たしていない．さらに，クッションの素材がビーズのため，十分な除圧効果が得られない．Aさんは，両下肢を自由に広げることができるため，適切な位置に犬のぬいぐるみが当たらない状況も予測できる．
- ■ **体圧図についてのコメント**

右体側の一部と，右大転子から大腿側面の広い範囲に高い圧がかかっている．拘縮の強い右外踝は，体圧図には赤色は示されていないが，完全に押されているため，徐々に部分圧が高くなることが予測できる．

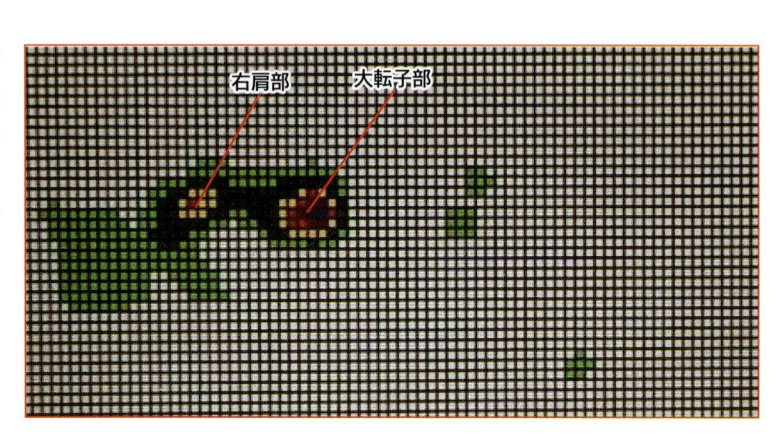

■ ポジショニングの改善例：右側臥位　DVD▶⑪

■ アセスメント

Aさんは背が低く，小柄な人である．また，右膝の拘縮は強いが，両上肢や左下肢は比較的自由に動かせる．そこで，過度に姿位を矯正する方法ではなく，自由度は高いが除圧と分散効果に優れたポジショニングが望ましい．また，姿位として安楽なことも重要である．

- ■ **褥瘡予防部位**：肩部・大転子部・右外踝部への注意が必要である．
- ■ **安楽性**：両上肢が比較的自由に動かせること，また，股関節，特に左股関節が動かせる姿位を目指すことが望まれる．
- ■ **安全性**：右側臥位時には，右下肢拘縮部位の除圧・分散を図る必要がある．また，左膝を可能なかぎり伸ばす方向（自由度が高まるよう）に姿位を考慮する．

■ 用いるポジショニング枕

羽毛枕（頭部），ウレタン系の長方形枕（背中・両下肢間），ウレタン系の傾斜つき枕（右側面）．ウレタン系の枕は低反発のものを使用する．Aさんには拘縮と軽度の不髄意運動があり，ずれを起こす可能性があるため，しっかり体重を受けるように挿入する．

■ ポジショニングの改善点

● **改善点1：右下肢の拘縮部位の除圧・分散**

【対処法】

放置したままだと，右尾骨の一部あるいは骨盤凌の一部が部分圧迫を受ける．そのため，右下肢（右股関節）の拘縮角度や程度を考慮しつつ，右下肢全体が除圧・分散できるように，除圧・分散に優れ，支持

性のあるウレタン系の傾斜つきの枕を挿入する．枕の挿入部位は，拘縮のある大転子部，膝部を検討する．
（1-6）

POINT
- 拘縮角度や程度を考慮しながら傾斜つき枕を挿入する．

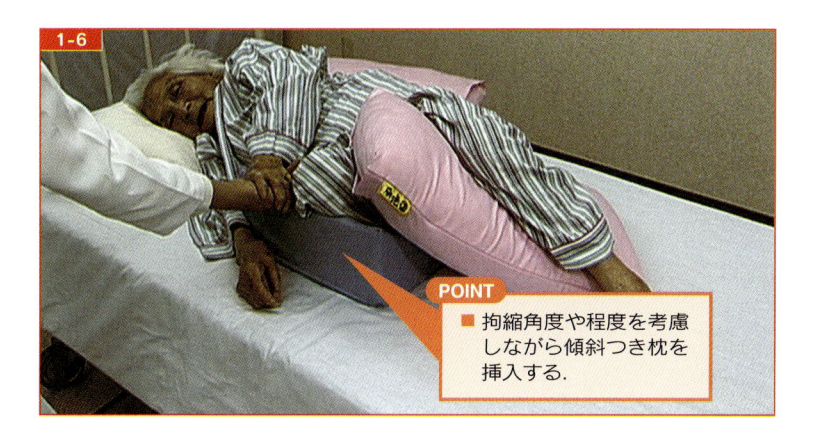

ここがポイント
- 傾斜つき枕の挿入が浅いと，部分圧迫が回避できない．
- 傾斜つき枕の高さ・角度をつけすぎると，下半身が高くなり，上半身，特に内臓や横隔膜を圧迫し，息苦しさにつながる．
- 右下肢下に傾斜つき枕，背部に長方形枕を挿入することで，右臀部の除圧が行えるようにする．

●改善点2：右外踝の部分圧迫の改善
【対処法】
　左右の下肢が重ならないように，厚みがあり，左下肢全体がのるサイズのウレタン系の長方形枕を両下肢の間にななめにはさみ，外踝部を浮かせるようにする．（1-7）

POINT
- 右外踝部を浮かすことができない場合には，左下肢が重なることから右下肢へ荷重ができるだけかからないようにする．
- 枕の対角線上に下肢をのせ，接触面積をできるだけ広げる．

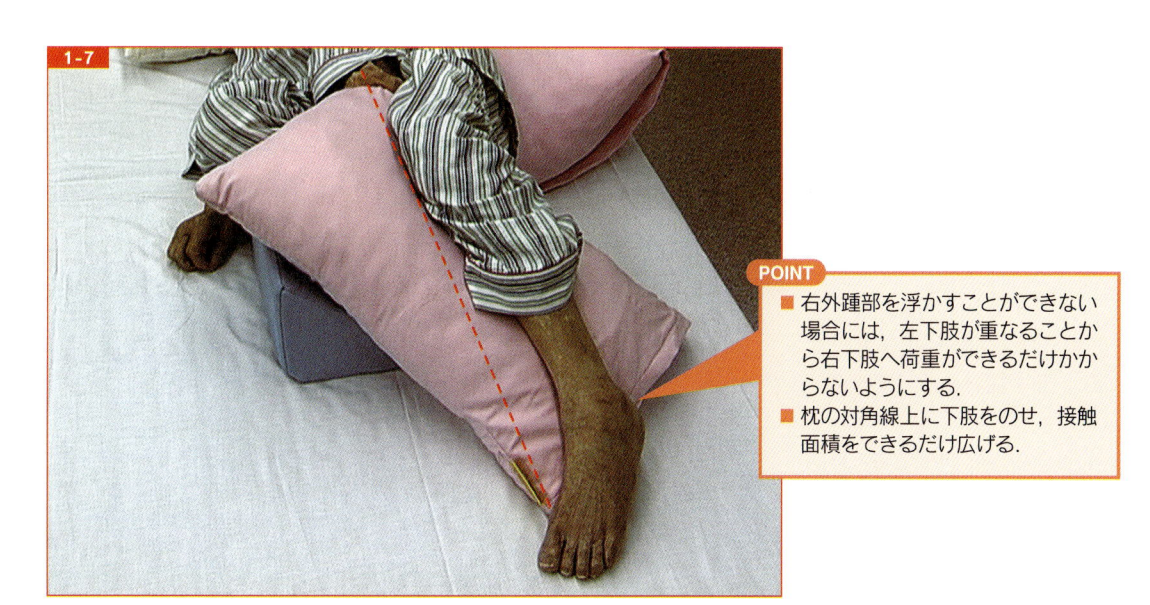

●改善点3：右肩部の部分圧迫の改善
【対処法】
❶頭部の枕の高さの調整をする．安楽感を重視し，羽毛枕を使用する．（1-8）
■ 頭部正中線と脊柱線ができるだけまっすぐになるようにする．

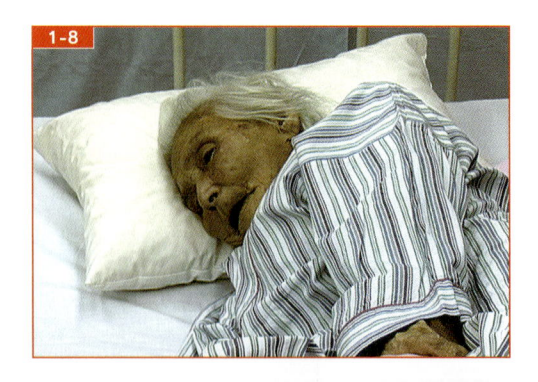

❷背中にウレタン系の長方形枕を挿入する．（1-9）
■ 挿入する枕により，背部全体の圧が受けられるようにする．

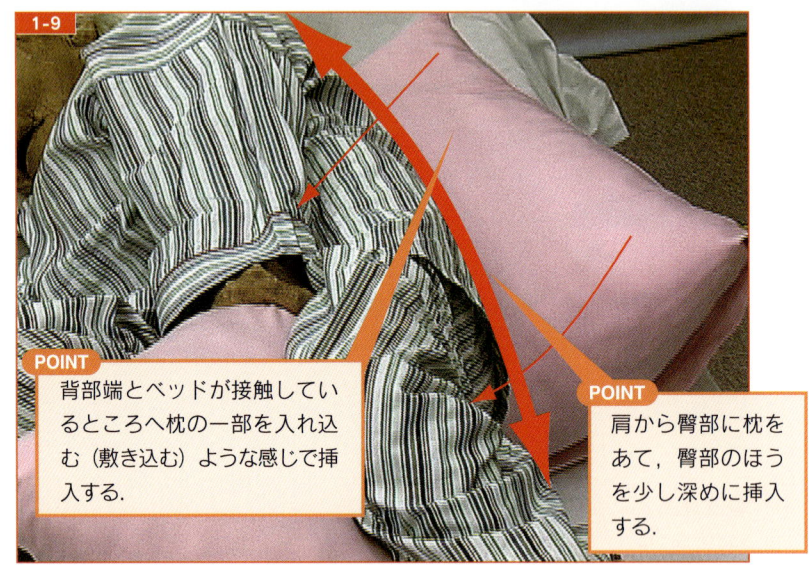

POINT
背部端とベッドが接触しているところへ枕の一部を入れ込む（敷き込む）ような感じで挿入する．

POINT
肩から臀部に枕をあて，臀部のほうを少し深めに挿入する．

❸上半身と下半身に左右から枕を挿入して，安定性・安楽性が増すようにする．
■ ベースのマットレスによる体側面に対する部分圧迫の回避に役立つ（1-10）．
❹上半身を開き気味にし（傾斜を高くしない），右肩の内反を回避する．また，肩・上肢ができるだけ自由に動かせるように配慮する（1-10）．する．
■ 上半身の傾斜をつけ過ぎると右側が圧迫を受けるため，最大45度くらいまでにする．右大転子部の部分圧迫の程度から状態を確認する．

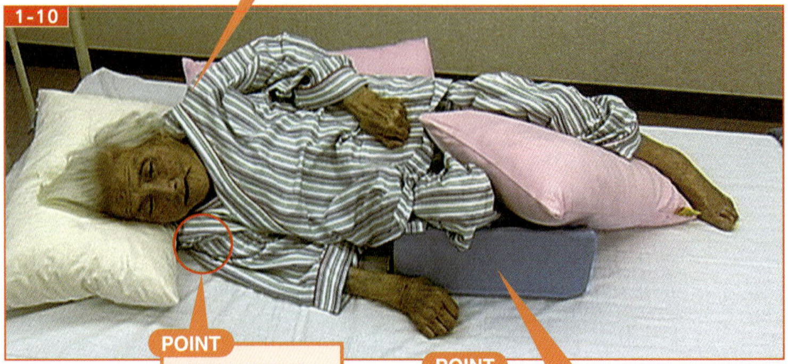

POINT
■ 上半身の傾斜をあまりつけないようにする（最大45度ぐらい）．

POINT
内反を避ける．

POINT
■ 右側面に挿入した傾斜つき枕で下半身の除圧・分散を図りつつ，上半身との高さ調整をする（上半身と下半身の高さをそろえる）．

1　右膝に拘縮があるが緩やかな動きのある患者のポジショニング

■ 体圧図についてのコメント
　ポジショニング改善前には，右肩部・大転子部に高い圧力が集中していたが，除圧できている．また，臀部周囲の接触面積が広がっていることから，分散状態の改善もみられる．

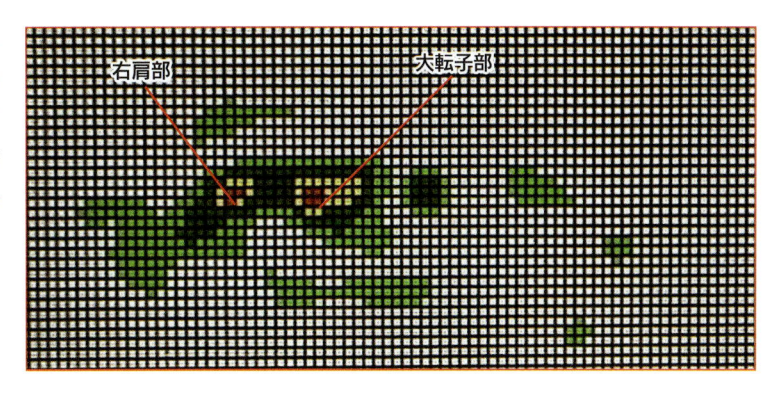

右肩部　　　大転子部

おさえておこう

ポジショニング方法・使用物品による比較
これまでのポジショニング

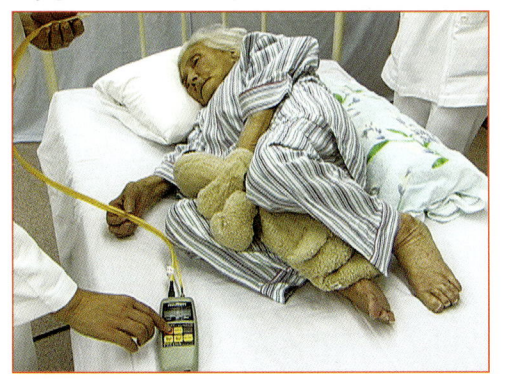

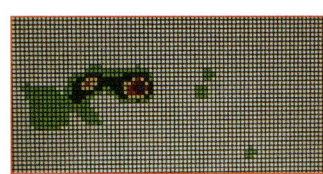

①一般の硬いマットレス使用時

ポジショニングの改善例

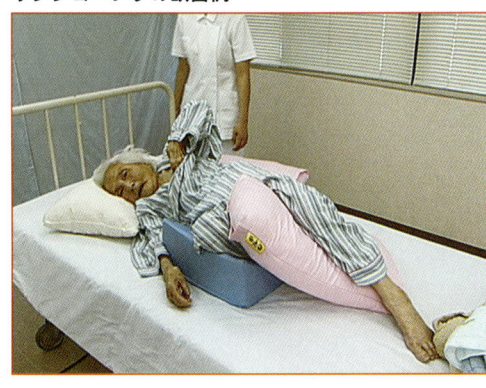

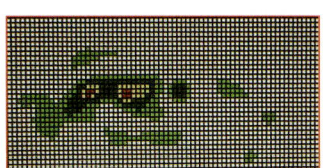

②一般の硬いマットレス使用時

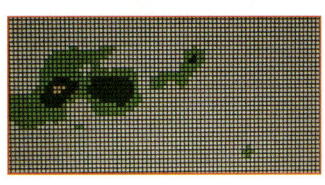

③厚型静止型マットレス（ソフィア®）使用時

　ポジショニングの改善により，右肩部・大転子部の部分圧迫が改善できている．また，臀部周囲の分散状態の改善もみられる．さらに右外踝部を浮かすことで部分圧迫のリスクが軽減できている．（①②）
　ベースの体圧分散寝具を厚型のものに変更すると，臀部周辺の圧は緑色で示され，完全に除圧されることがわかる（②③）．

※撮影・掲載にあたり，患者様の許可を得ています．

2 左半身への意識が強く、体位が変形する患者のポジショニング

■ 患者

Bさん，85歳，女性．

自宅退院が間近で，家族が自宅での体位保持方法を考えたいということから，ポジショニングの検討のため筆者に紹介があった．

Bさんは，脳梗塞後遺症により，右半身の失行・失認があり，左半身への意識が強く，何事につけても左へ注意が向く．そのため，姿位が固定しづらい状況にある．

両脇に拘縮があるが，両上肢の伸展は比較的自由にできる．右手掌には拘縮がある．両股関節は90度近い拘縮，両膝も40～60度程度の拘縮があり，ほとんど動かさない．両下肢は対になって重なっている．首は自由に動かせる．そのため，首の力と左上肢で上半身を動かす．しかし，下半身は動かすことができないため，上半身の動きに下半身がついていく感じになっている．

■ これまでに臨床で行われていたポジショニングの方法：右側臥位　DVD▶⑫

背中に綿クッション，両下肢の下に厚み8cm程度のウレタンクッションを挿入している．(2-1)

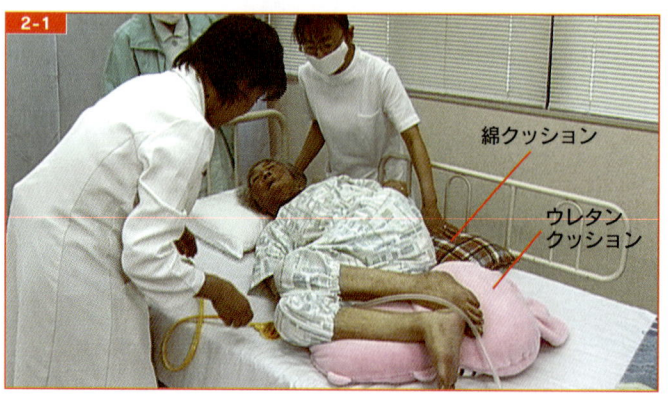

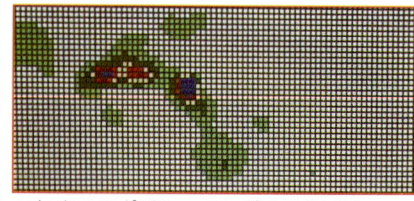

これまでのポジショニングでの体圧図
（使用している体圧分散寝具：汎用されている薄型静止型マットレス）

■ 本ポジショニングの問題点

■ 枕が高いため，首が折れているようで苦しそうに見える．(2-2)

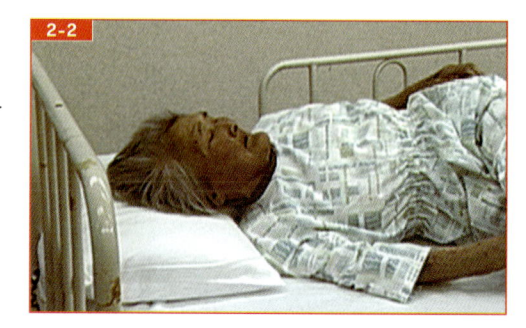

2 左半身への意識が強く，体位が変形する患者のポジショニング

- 背中の綿クッションの挿入が浅いため，仙骨部の除圧・分散がなされていない．(2-3)
- 両下肢の下に挿入されているピンクのクッションは，挿入の場所はよいが，素材と厚みに課題がある．(2-3)

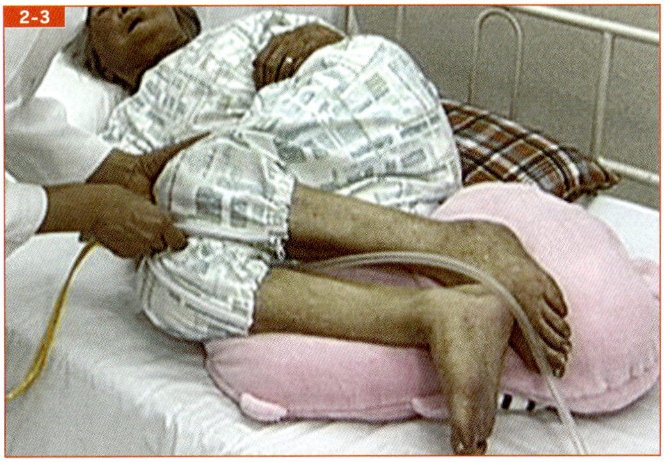

- 右肩部と重なり合った膝部に部分圧迫のリスクがある．(2-4, 2-5)

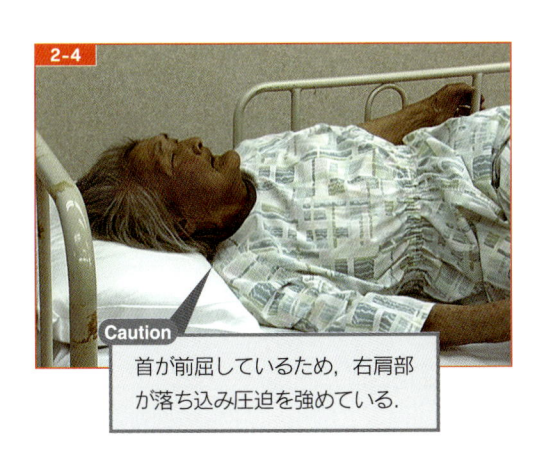

Caution　首が前屈しているため，右肩部が落ち込み圧迫を強めている．

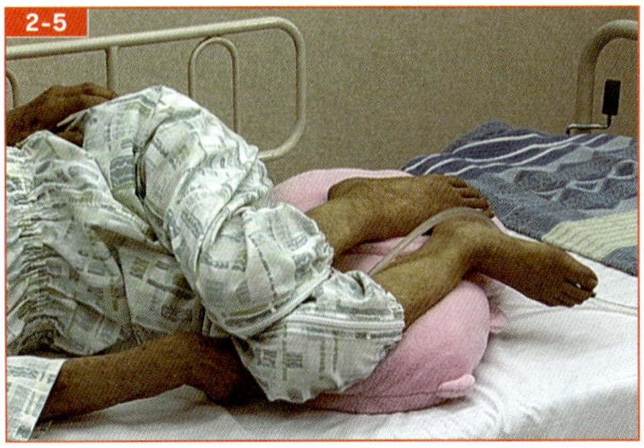

重なり合った膝部の部分圧：約20mmHg

■ 部分圧迫の原因
- **右肩部**：枕の高さが高いため肩への圧迫が高まっていること，また背中のクッションがしっかり挿入されていないため肩にかかる圧を分散できていないことが原因と考えられる．
- **重なり合った膝部**：部分圧は20mmHgと褥瘡発生危険圧には至っていない．しかし，両股関節・両膝部の拘縮や，そのために起こる筋力低下から両下肢が重なりやすくなっていることから部分圧迫のリスクは高いと捉えるべきである．

■ 体圧図についてのコメント
背部と臀部周辺が広い範囲で高い圧を示す青色となっている．

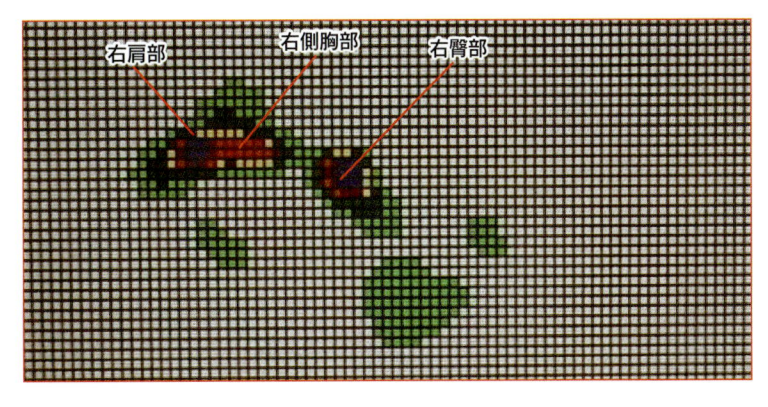

右肩部　右側胸部　右臀部

■ ポジショニングの改善例：右側臥位　DVD▶⑫

■ アセスメント
　Bさんは，両股関節・両膝部に拘縮があるが，右半身の失行・失認から，左半身への意識が強い．右半身への刺激は左半身への意識を増長するため，体位のくずれを起こしやすい状況を引き起こす．そこで，右半身への負担が少なく，左半身に不自由を感じさせない体位が重要となる．

- **褥瘡予防部位**：肩部・大転子部・膝部・外踝部への注意が必要になる．
- **安楽性**：全体での体位のくずれを引き起こす可能性はあるが，左上肢，特に左手が自由に動かせる体位が望まれる．
- **安全性**：筋力低下から，両下肢は股関節・膝部が拘縮したまま左右に倒れる状態にある．そのため，臀部から足趾までの除圧・分散，重なり合う両下肢の間の除圧・分散を図ることが必要になる．

■ 用いるポジショニング枕
　ウレタン系の長方形枕（頭部・両下肢下），四角枕（両下肢間），傾斜つき枕（背部）．臀部から両下肢下，さらに重なり合っている膝部の間，（仰臥位にするのが難しいため）股関節拘縮部位から背部に枕を挿入する．両下肢下に挿入する枕は，高反発性ウレタンを下側にポリウレタン・チップを上側に置いた柔らかいものを使用する．臀部から下肢の除圧と分散のために厚めで大きい枕を挿入すると，使用する枕の個数も増えない．

■ ポジショニングの改善点
●改善点1：右肩の部分圧迫の改善
【対処法】
❶枕の高さを調整する．（2-6）

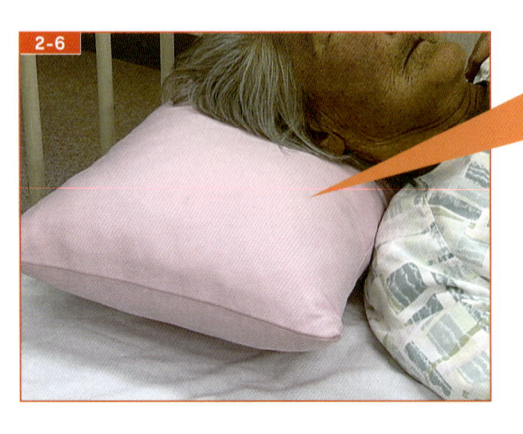

POINT
枕の高さを低くすることで首折れによる肩への圧迫を回避する．

❷背中に挿入する傾斜つき枕により，肩を浮かすようにする．（2-7）
- 臀部から足趾の除圧のために挿入する長方形枕と傾斜つき枕が重なるため，傾斜つき枕は肩部のほうを深く，臀部のほうを少し浅くする．
- 傾斜つき枕の肩部と臀部の挿入の深さを調整するのは，意識の強い左半身の違和感をできるだけ少なくするためでもある．

2 左半身への意識が強く，体位が変形する患者のポジショニング

2-7

POINT
傾斜つき枕により，肩の圧迫のほかに，痩せによる部分圧迫の除圧・分散も図る．

POINT
傾斜つき枕は，肩部を深く，臀部をやや浅く挿入する．

ここがポイント
肩部から臀部にかけて傾斜つき枕を斜めに挿入する．また臀部から下肢に長方形枕を挿入して高く挙上することによりできる体軸の自然な流れ（上半身は右傾斜，下半身は挙上し，無理がないように腰をねじる）をできるだけ維持する．

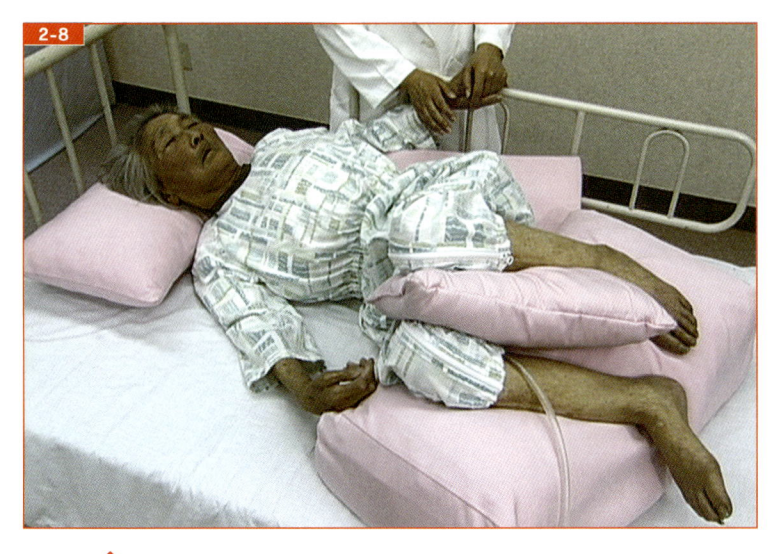

2-8

● 改善点2：臀部から足趾の除圧

【対処法】
　下半身全体の体重が受けられる厚み，大きさのある長方形枕を挿入する．(2-8)
■下半身の除圧のためには，腰から枕に乗せるようにする．また，拘縮している両下肢は右へそのまま倒すようにする．

ここがポイント
- 厚みの薄い枕では，下半身の十分な除圧が期待できない．
- 型くずれせず，支持性のあるウレタン系のポジショニング枕を使用するのがよい．
- ウレタン系のポジショニング枕は，接触面の除圧・分散を図るのに有効である．

● 改善点3：重なり合う両下肢の除圧
【対処法】
左右の下肢が重ならないように四角枕を両下肢の間にはさむ．(2-9)

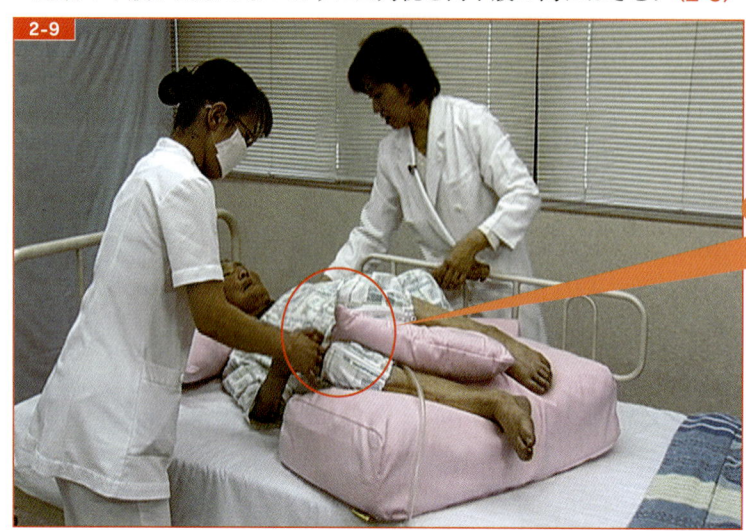

2-9

POINT
下肢の重なりによる部分圧迫を改善する．

■ 体圧図についてのコメント
　肩部から臀部にかけて挿入した傾斜つき枕と，臀部から下肢に挿入した長方形枕により，肩部と臀部にあった青色が赤色までになり除圧されている．また，上半身の接触面積が広がり分散状態が改善されている．さらに，下肢下に厚い長方形枕を挿入したことで，右膝部外側や右外踝

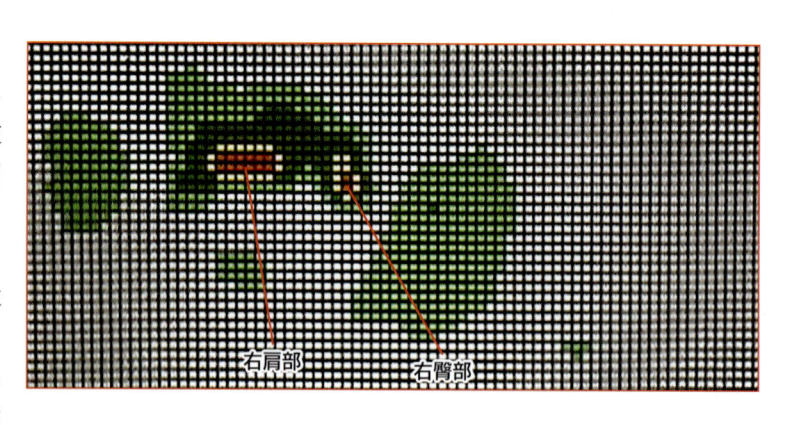

右肩部　　右臀部

部の骨突出部の除圧ができ，重なっている両下肢間に長方形枕を挿入することで，膝内側部の部分圧迫を回避できる．

2 左半身への意識が強く，体位が変形する患者のポジショニング

おさえておこう

ポジショニング方法・使用物品による比較

これまでのポジショニング

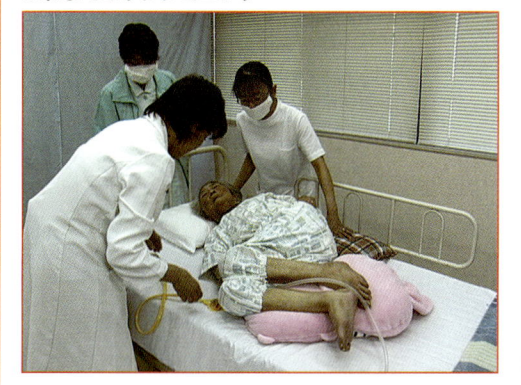

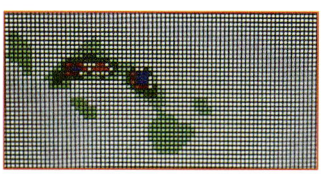

①一般の硬いマットレス使用時

ポジショニングの改善例

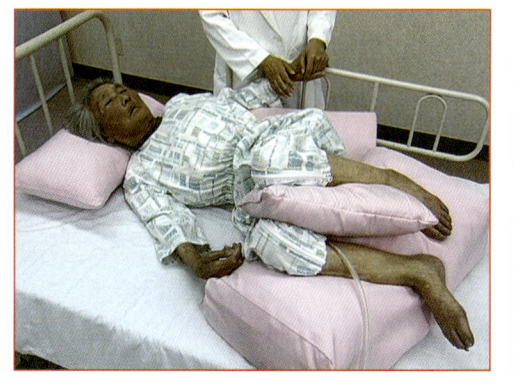

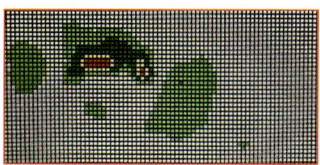

②一般の硬いマットレス使用時

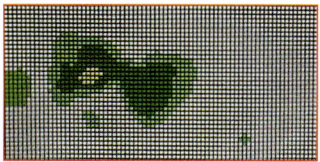

③厚型静止型マットレス（ソフィア®）使用時

ポジショニングの改善後も側胸部と臀部の一部に赤色の高い圧が示されているが，臀部から下肢へ挿入した厚型の長方形枕のために除圧状態は改善している．また，体幹の接触面積も広がり，分散状態も改善している（①②）．
ベースの体圧分散寝具を厚型のものにすることで，体圧はほとんど緑色となっており，除圧が良好になることがわかる．また，体がひとまとまりになっていることから，分散状態の改善も図られたといえる（②③）．

※撮影・掲載にあたり，患者様の許可を得ています．

3 四肢拘縮があり自動運動のない患者のポジショニング

■ 患者

Cさん，88歳，女性．

Cさんは，脳梗塞後遺症により右半身麻痺が出現した．その後の療養生活で左半身にも拘縮などが起こるようになり，現在では四肢拘縮となった．

呼びかけに対して開眼はするが，傾眠がちである．問いかけに対しても反応はあるが，はっきりしない．時折聞かれる自発語も不明瞭である．

自動運動はわずかに両上肢・下肢の曲げ伸ばしを行う程度である．痩せも著明で，体位を維持する筋力はない．また弛緩もみられる．

体位変換は，左右の30度側臥位から完全側臥位，仰臥位などの組み合わせで行われている．両脇，両肘，両股関節，両膝，両手指・足趾に拘縮がある．特に股関節，膝，手指，足趾に強くみられる．また，股関節の拘縮角度が左右で異なっているため，両下肢は互い違いにずれた状態で重なっている．

■ これまでに臨床で行われていたポジショニングの方法：右30度側臥位　DVD▶⑬

背中にウレタンの傾斜つき枕（バスタオルの下から），右下肢の下側には，ポリウレタン・チップのクッションを挿入している．両下肢間と左踵部にはビーズクッションを使用している．(3-1)

3-1
ウレタンの傾斜つき枕
ビーズクッション
ポリウレタン・チップのクッションにタオルケットを巻いている

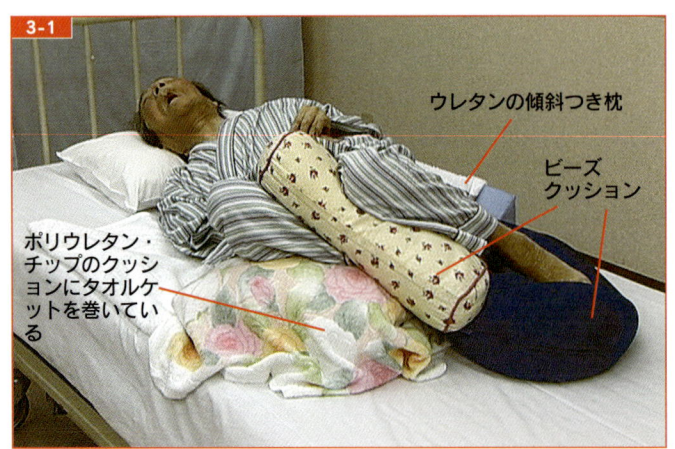

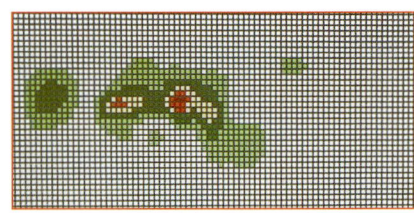

これまでのポジショニングでの体圧図
（使用している体圧分散寝具：汎用されている薄型静止型マットレス）

3 四肢拘縮があり自動運動のない患者のポジショニング

■ 本ポジショニングの問題点（3-2）

- 両下肢間と左踵部に使用しているビーズクッションのサイズが小さいため、クッションの使用個数が多くなっている．
- ビーズクッションは，時間の経過とともに底づきを起こす可能性がある．
- 90度近くの角度で膝が拘縮しているため，体位を変えても下肢は鋭角なままベッドと接するような形になる．そのため，踵部に高い圧がかかることが考えられる．
- 摩擦抵抗を減弱するカバーがかかっている傾斜つき枕を使用していながらも，ポジショニング枕の上にバスタオルを使用しており，そのことがずれの誘因となっている．
- 両下肢と両膝部に枕とクッション，左踵部にビーズクッションが使用されており，それらの使用の部位・方法はよい．しかし，ビーズのような素材は固く，球状で接触面積が広がりにくいこと，長時間使用すると中身が移動して厚みがなくなるため，あまり好ましくない．

Caution ポジショニング枕の上にバスタオルが使われている．

Caution 膝が鋭角に拘縮している．

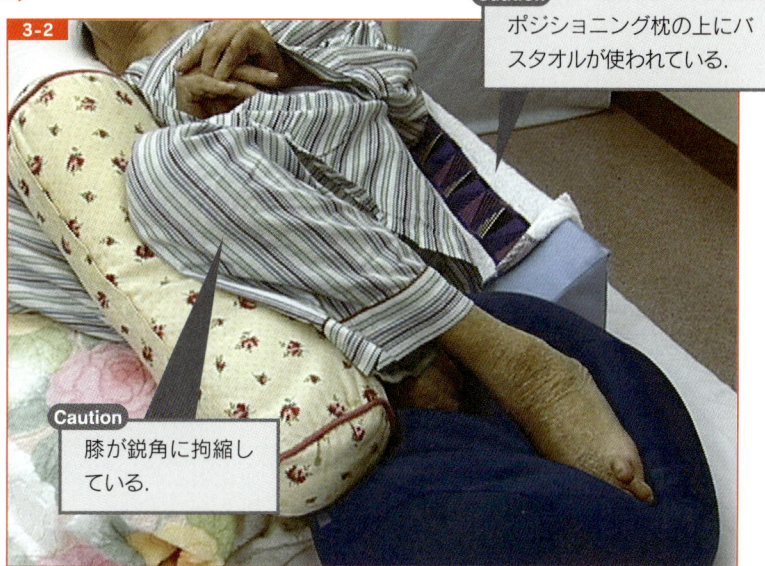

■ 体圧図についてのコメント

分散状態は比較的良好だといえる．Cさんの場合，大柄なこともあり，至るところに骨突出があっても，弛緩した筋肉が重力の方向へたるむことで接触面積が広がったと考えられる．肩部・大転子部など右側臥位面に部分圧迫が認められる．

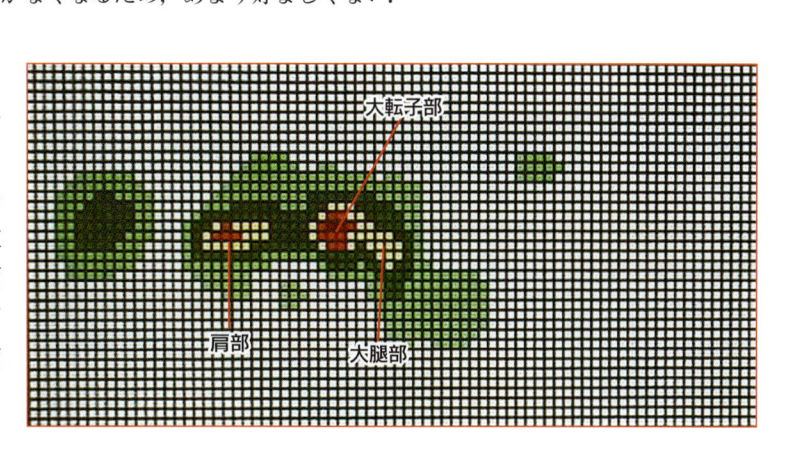

（大転子部／肩部／大腿部）

■ ポジショニングの改善例：右30度側臥位　　DVD▶⑬

■ アセスメント
　Cさんは大柄な人であるが，長年の闘病のために痩せが著明で，至るところに骨突出があった．一方で，筋力がなく，弛緩しているため，わずかながらの筋肉が重力の方向へたるむことにより接触面積が広がっていた．そのため，拘縮・痩せが強い状態でありながらも，分散状態は比較的良好であった．

　これらのことからCさんの場合には，部分圧迫への検討が重要になる．特に，股関節・膝の拘縮があることから，下半身の除圧や下肢の重なりなどにより生じる部分圧迫への介入が必要である．

- **褥瘡予防部位**：右大転子部・右大腿側面・右外踝部・踵部への注意が必要である．特に下肢は互い違いに重なっているので，大腿部への部分圧迫に留意しなくてはならない．また，脇拘縮により両上肢が胸に置かれることで起こる胸部への部分圧迫の回避も重要になる．
- **安楽性**：骨突出部への部分圧迫の回避．
- **安全性**：ずれを起こしやすいバスタオルなどを使用しない．両脇の拘縮進行の予防．

■ 用いるポジショニング枕
　ポリウレタン・チップのクッション（右半身下），ウレタン系の四角枕（脇部・両下肢間）と傾斜つき枕（背部）．

■ ポジショニングの改善点
● 改善点1：両下肢の部分圧迫の回避

【対処法】
❶ 両下肢間に挿入するのをビーズクッションからウレタン系の四角枕に変更する．(3-3)
- 枕は膝・踵が浮くようにあてる．
- ビーズクッションは，接触面積が狭く，球状であるため，平たく，柔らかく，厚みのある四角枕にする．

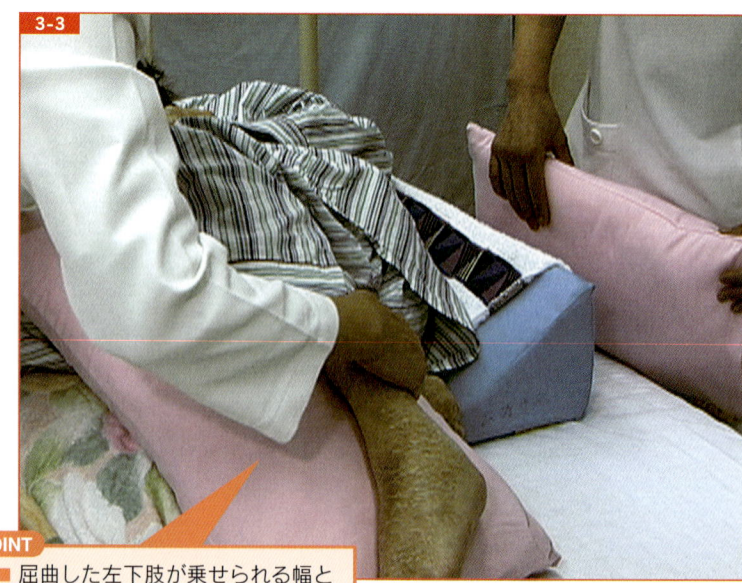

3-3

POINT
- 屈曲した左下肢が乗せられる幅と長さの枕にする．
- 筋力がないことから，重力により上になる下肢が下の下肢を圧迫するため，厚みがあり，柔らかい素材の枕を使用する．

3 四肢拘縮があり自動運動のない患者のポジショニング

❷右外踝部・踵部などに圧迫がかかっていないことに注意する．(3-4)

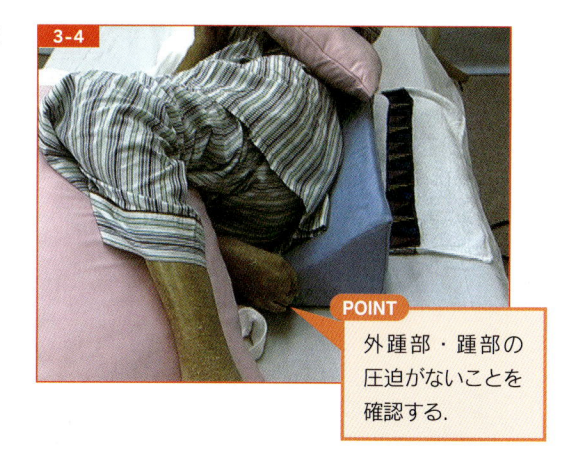

POINT 外踝部・踵部の圧迫がないことを確認する．

❸上になる左下肢も，踵が浮くように枕の上にのせる．(3-5)

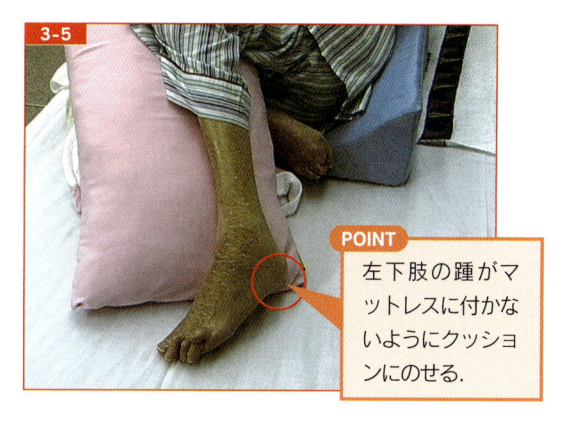

POINT 左下肢の踵がマットレスに付かないようにクッションにのせる．

● 改善点２：右側臥位の部分圧迫の予防
【対処法】
❶右下肢の下にあるポリウレタン・チップのクッションが，しっかりと右臀部から右下肢全体にかけて挿入されていることを確認する．(3-6)
❷右臀部から右下肢下に挿入するポジショニング枕のカバーに留意する．
■カバーには滑りのよいものを使用する．（本症例では，患者の私物を利用したが，除圧・分散状態がよかったため，ほかの物へ変更しなかった．しかし，タオルケットをカバーに使用するとずれの原因になるため使用しないことを推奨する．）

113

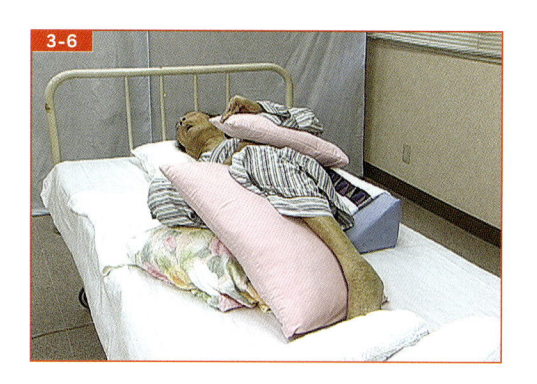

● **改善点3：ずれの誘引予防**
【対処法】
背中に挿入した傾斜つき枕のバスタオルをはずす．
(3-7)

> ✋ **これはやってはダメ**
> ●バスタオルをクッションの上に使用しないようにする．バスタオルにより静止摩擦力が働き，時間経過や患者の自動運動に伴い，滑りを障害することになる．
> ●ずれが起こることで，部分圧迫を高めることにもなる．

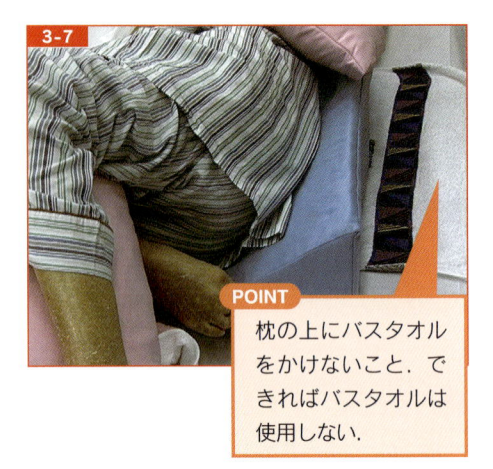

POINT
枕の上にバスタオルをかけないこと．できればバスタオルは使用しない．

● **改善点4：脇拘縮の進行予防・胸部の部分圧迫の回避**
【対処法】
脇にウレタン系の四角枕をはさむ．(3-8)
■ 脇に枕を挟むことで，胸部の部分圧迫や脇拘縮の進行と蒸れなどが予防できる．

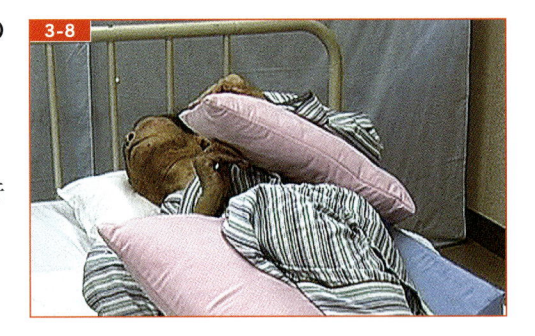

■ **体圧図についてのコメント**
肩部，大転子部の除圧，全体的な接触面積の広がりがみられ，除圧・分散の改善が認められる．

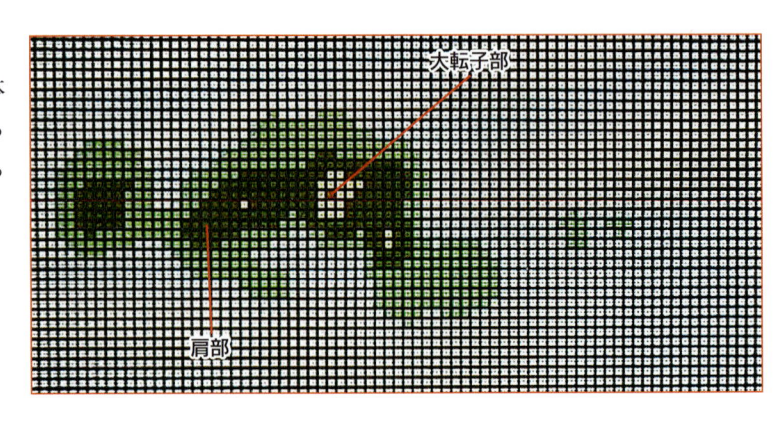

3 四肢拘縮があり自動運動のない患者のポジショニング

おさえておこう

ポジショニング方法・使用物品による比較

これまでのポジショニング

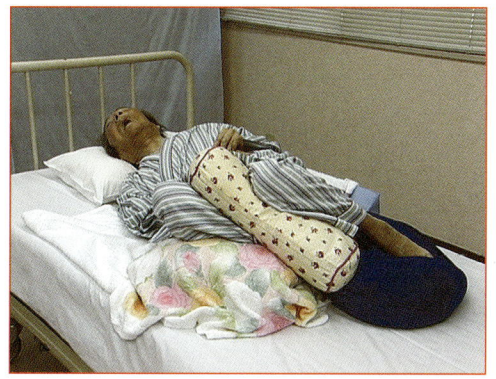

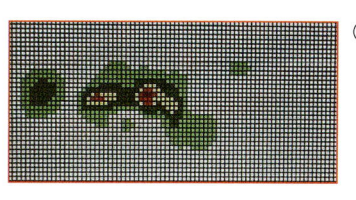

① 一般の硬いマットレス使用時

ポジショニングの改善例

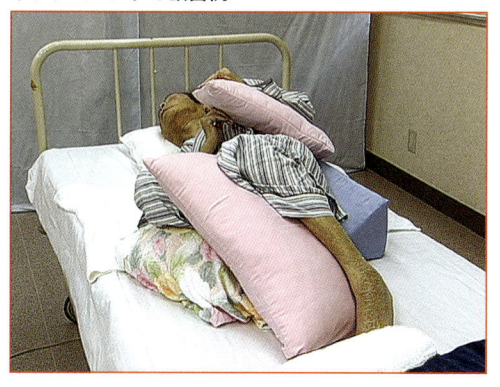

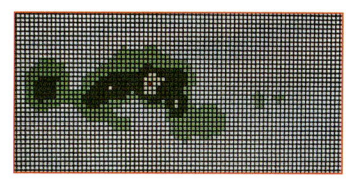

② 一般の硬いマットレス使用時

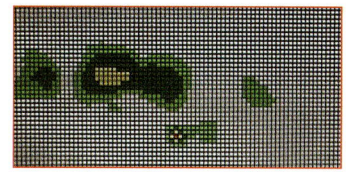

③ 厚型静止型マットレス（ソフィア®）使用時

ポジショニング改善後，肩・大転子部の除圧，全体的な除圧・分散の改善が認められる（①②）．
さらに，厚型の体圧分散寝具を使用すると，体圧はほとんど緑色になり，褥瘡発生危険圧が回避される（②③）．

※撮影・掲載にあたり，患者様の許可を得ています．

Column

ログロール

　ログロール（Log-Roll）とは，患者の身体を1本の丸太（Log）に見立てて，脊椎軸が捻れたり曲がったりしないように回す（Roll）動作である．この方法は，救急現場においてよく活用される．仰臥位や伏臥位で倒れた傷病者の脊椎軸の安定を維持した状態で担架に乗せ，搬送するのである．この方法は，より安全に確実に患者を移動するための方法として考案されたことから，体位変換時に患者を移動する際の技術にも応用されるようになったのではないかと想像する．
　たしかに丸太に見立てて移動させると接触面積が最小になるので，静止摩擦力が減弱し，介助者は少ない力でスムーズに移動させることが可能となる．摩擦力が加わらないことは，特に褥瘡患者においてはずれ力の発生を低下できるので，ログロールは創縁保護には有用であるといえる．
　（参考文献　石原晋編著：プレホスピタル外傷学．永井書店；2004．p.103．）

4 症例を通じて見えてきたポジショニングケアの共通性・普遍性

　ここで紹介したのは3症例であるが，これらの症例を通じて，ポジショニングを行う際に共通していた事項について検討していきたい．共通事項の確認は，必要なアセスメント項目の抽出にもつながり，ポジショニングケアに関する普遍性の示唆を導くことになると考える．

ポジショニング枕の形状・厚み・素材について

形状：多種類は必要ないが，基本となるものは備えるのが望ましい

　筆者は，以前は数多くの種類のポジショニング枕を取りそろえたほうがよいのではないか，あるいは必要ではないかと考えていた．しかし実際に患者にポジショニングを施行してみると，多種類のポジショニング枕は必要ないことがわかった．今回の3症例で使用したのも，3種類4個の枕であった．

　たしかに様々な枕があるのはよいのかもしれないが，枕をそろえることよりも，枕の形状を利用した上肢や下肢の置き方を考慮するほうが重要である．

　また，臨床現場では，多くの種類の枕があると，「どれを使用すればよいのだろうか」という迷いが生じることにもなりかねない．シンプルな作業で効果をあげることを考慮すると，種類や数の多さはあまり問題でないと考える．

厚み：体位が妥当でも厚みが適当でなければ，ポジショニングの効果は得られない

　今回の症例のポジショニングに協力してくれた臨床看護師は，ポジショニング実施時に「隙間をつくらないように意識している」と言っていた．

　分散効果をねらうためには隙間をつくらないことは重要である．また，隙間があると，その部分の筋肉に緊張を起こし，筋肉疲労をまねき，安楽性を障害することにもつながる．

　しかし，隙間への配慮だけでは不十分であり，厚みも意識する必要がある．症例では，犬のぬいぐるみや市販のクッションなどを使用したポジショニングが行われていた．これらの物品を使用しているのは，「患者が好む」「これしか準備できない」など種々の理由があるだろう．

　しかし，こうした物品を使用した場合，挿入位置や体位が妥当でも，厚みが適当でないため，その機能（ポジショニングの効果）を十分に発揮することができないことが考えられる．

　そのため，前述の「形状」での言及とも重なるが，「厚み」の面からも，多くの種類は必要ないが，基本となる枕を備える必要があると考える．

素材：時間が経過した後の枕の形状変化を予測して選択する必要がある

　臨床現場では，ポジショニング枕の素材について，触った瞬間の感覚で決めていたり，あるいは本人や家族の持参品をそのまま採用しているように感じられる．

　しかし，特に褥瘡予防を必要とする患者の場合，思うように自分で体位が変えられない，気持ちが

悪かったり苦痛を感じても自分で調整できない人が大半である．このような患者に対して使用したポジショニング枕が，そのままの状態で少なくとも2時間が経過したときに，どのように形状変化するかを予測することは重要である．

今回の症例でも使用されていたが，素材がビーズやソバ殻などの場合，ポジショニングを施行した2時間後には，枕の形状は大きく変化してしまう．時間経過後に，枕が接触する皮膚面にどのような影響を及ぼしているか，除圧・分散効果ではどのような変化を来たすかまで，アセスメントすることが求められる．

ここがポイント
- いくつかのスタンダードな形状や厚みのポジショニング枕をそろえることで，多くの症例に対応できると考えられる．
- ポジショニング枕の素材にも十分に留意する必要がある．

8 ベースマットレスによるポジショニング効果の違い

ポジショニングの効果を相対的に高めるためには，ベースになるマットレス（体圧分散寝具）を考慮しなくてはならない．

図1は，今回の3症例のポジショニングについて，使用したベースマットレスによりどのような効果の違いが現れるかを比較したものである（一般の硬いマットレス（薄型静止型）と厚み10cm以上のウレタンフォームマットレス（厚型静止型）との比較）．

同じポジショニング枕を使用して同一のポジショニングを行っても，ベースになるマットレスが異なると，全体の除圧・分散に多大な違いがあることが理解できると思う．

このことからも，褥瘡予防には，患者に褥瘡発生リスクが確認された段階から，必ず適切なマットレスの使用とポジショニング計画（体位変換計画）を対で考えなくてはならないことがわかるだろう．

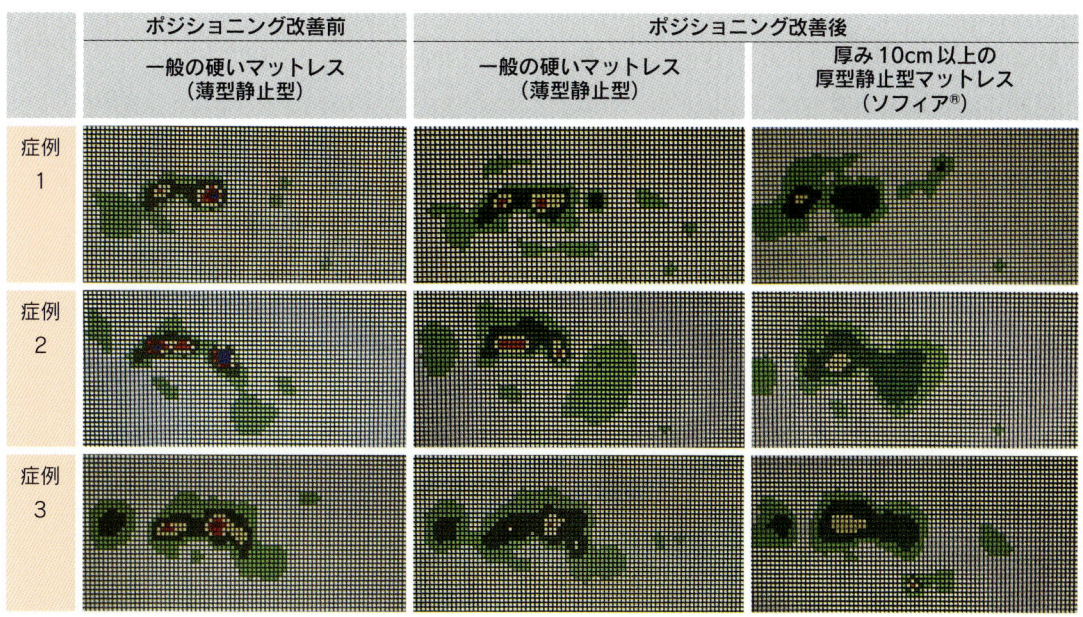

	ポジショニング改善前	ポジショニング改善後	
	一般の硬いマットレス（薄型静止型）	一般の硬いマットレス（薄型静止型）	厚み10cm以上の厚型静止型マットレス（ソフィア®）
症例1			
症例2			
症例3			

厚型静止型のマットレスでは，赤色・黄色の面積が減少しており，除圧機能が良好になっているのがわかる．また，全体的に柔らかいマットレスのほうが接触面積が広く，分散状態が良好だといえる．

図1　ベースマットレスの違いによる全身体圧の変化

ポジショニングにおける観察項目

次に，症例間での共通事項から，ポジショニングにおいて重要となる観察項目についてまとめていく．

安楽性：そのときの状況に適した美しさ・無理のなさを追求する

まず，全体から見た安楽性（体軸の流れが自然か否か）の観察が重要である．

体軸の流れの不自然さは，どこかに不具合が生じていることのサインである．意識が明瞭な人であれば訴えたり，自力で何とかしようとするが，拘縮や麻痺のある患者の場合，それが難しい．

一方で，臨床現場では，拘縮がある，麻痺があるから体軸の流れが不自然になるのは仕方がない，と諦めている傾向がないだろうか．拘縮や麻痺があっても，その状況に適した美しさ，無理のなさはある．それが安楽性につながること，そして私たち看護師は，それがその患者のポジショニングの第一要件になることを意識しなくてはならない．

対象となる患者の体軸が自然に流れているか否かの判断は，関節の拘縮具合や角度，内転・外転の角度やレベル，さらには筋力の程度などを加味し，総合的に行う．そのためには，大まかにパターン化されているポジションに，個別条件を照らしながら観察・評価をしていくことが必要である．それにより，安楽性に沿った，かつ個人に合ったポジショニングの提供に至ることができると考える．

安全性：安楽性を第一に考えながら，危険箇所の確認を行う

安楽性の観察の次には，そのポジショニングが本当に安全かを検討することが重要といえる．ときに，安楽と安全は拮抗することもある．その場合にも，まずは安楽性が基本となる．安楽性を確認したうえで，危険と思われる箇所の圧の測定など安全性の客観的な確認をしながら，ポジショニング枕の挿入の仕方，形状・厚み，ベースマットレスの検討を重ねていくことが必要と考える．

ポジショニングの決め方

患者へのポジショニング施行時には，問題点を指摘できても，解決方法にいくつかの選択肢があり，なかなか決定できないことがある．このような場合には，筆者は，実際に患者さんに繰り返し試しながら確認していくこともある．そして，これは致し方ないのではないかと思っている．確認せずに，「当面は，そのやり方でやってみようか」というのでは無責任であるし，実際にそうして進めたところで悪化することもあるからである．

また，ポジショニングを決定する際には，以下の一連の過程を経ることが重要だと考える．

> ① 問題点の抽出
> ② それを示すデータ
> ③ 解決するための方法の検討
> ④ 使用物品の選択
> ⑤ 選択物品の使用方法の検討

これらについて，単独ではなく，複数あるいはチームで検討することが意義深いと思う．その際に，対象患者の生理機能的レベルの評価と疲労度をアセスメントすることを怠ってはいけない．個別の患者のためのポジショニングを検討するのであるから，主人公をないがしろにしてはならないのである．

ポジショニングにおける共通性・普遍性

これまで述べてきたことも踏まえながら，「症例から導き出されたポジショニングの共通性・普遍性」をまとめると，**表1**のようになる．これは，これまでに1・2章で述べたこととも重なるが，個別条件の強い症例においても共通していえることである．

4 症例を通じて見えてきたポジショニングケアの共通性・普遍性

表1 症例から導き出されたポジショニングの共通性・普遍性

	身体状況アセスメント	ベースマットレス	ポジション	ポジショニング枕
症例	・意識の有無 ・自動運動の有無 ・痩せの有無と程度 ・骨突出の有無と程度 ・側弯の有無と程度 ・各関節の拘縮の有無と程度 ・麻痺の有無，程度と部位 ・筋力低下の部位と程度	硬い 柔らかい 厚み10cm以下 柔らかい 厚み10cm以上	仰臥位 30度側臥位 完全側臥位 半腹臥位 腹臥位	・背部傾斜つき枕 ・上肢用四角枕 ・下肢用長方形枕 ・はさみ用長方形枕（厚みと大きさの異なるもの，各1個）
評価の視点	1）安楽性と安全性 　　時間経過に伴う姿位のくずれの有無 　　部分体圧のデータ 　　ポジションによる隙間 　　関節拘縮の進み具合 2）褥瘡発生の有無			

共通する評価の視点に基づきながら，各患者の身体状況，ベースマットレス，ポジション，ポジショニング枕のそれぞれに組み合わせていく．そうして，個性豊かに，個々の患者の体位について，よりよい状態を目指していくことが重要である．

Column

腹臥位でのハラハラ

　学生の卒業研究で腹臥位療法の効果判定を行うことになった．文献を取り寄せ，腹臥位療法の意義やメカニズム，そして生理機能に及ぼす効果を学習し，臨床データの収集を行った．幸い協力が得られる施設は見つかったものの，どのようにして行うかについて，いろいろ検討した．拘縮が強い人もいる．意識の低下している人もいる．課題は山積している．そこで最初は，理学療法士に付き添ってもらい，関節を無理に動かすことがないように関節部位を保護してもらいながら行うことにした．

　しかしハラハラ・ドキドキで開始した研究も，2〜3日も経つと大きな心配は解消された．当初，とまどいや苦痛の表情を見せていた患者さんが腹臥位を嫌がらなくなり，動かせないと思っていた肩や手は徐々に動くようになった．また，意識が低下気味の患者さんがご家族に笑顔を見せたこともあった．腹臥位にすることで呼吸機能もむしろ改善し，喀痰の排出もよくなるなど，その効果は大きかった．そのなかでも，数か月後にお亡くなりになられたが，腹臥位を行ったことで家族に笑顔を見せるようになり，ご家族がとても喜ばれた患者さんのことが印象深い．これらの患者さんとの出会いが筆者にポジショニングの大切さを強く，深く教えてくださったと思っている．

索 引

あ行

アセスメント　　　7, 10, 16, 117
　　患者要件の――　　　10
厚型圧切替型マットレス　　　31
厚型静止型マットレス　30, 40, 117
厚型マットレス　　　62, 71, 82
圧迫　　　3, 50, 58
安全　　　2, 8
安全性　　16, 17, 18, 20, 21, 94,
　　100, 106, 118
安定性　　　18, 71, 75
安楽　　　2, 8
安楽感　　　62, 102
安楽性
　　16, 17, 18, 20, 21, 71, 75, 87, 94,
　　100, 106, 118
意識レベル　　　7, 10, 11, 17
異常動作　　　5
ヴィスコエラスチックフォーム 75
ウォーターベッド　　　13, 15
薄型圧切替型マットレス　　　30
薄型静止型マットレス　30, 40, 117
Udo's method　　　86, 87
羽毛　　　41, 42, 44, 46, 48, 100, 102
ウレタン　　　77, 92, 101, 102
ウレタン・チップ　　　93
ウレタンフォームスティック
　　　43, 45, 47, 48
ウレタンフォームマットレス　117
エア　　　92, 93
エアベッド　　　13
エアマットレス　18, 24, 27, 28, 29
AHCPR（Agency for Health Care
　　Policy and Research）　　　18
衛生性　　　17
栄養　　　3, 12
　　――の低下　　　4

か行

臥床位置　　　58
肩部　　　74, 77
活動性　　　3, 4
可動性　　　3, 4
看護介入分類　　　2
看護過程　　　6
関節可動域　　　7
関節拘縮　　　3, 4, 10, 11, 17, 78
感染　　　18, 21, 88, 98
完全側臥位　40, 46, 70, 73, 76, 110
完全腹臥位　　　85
乾燥　　　12, 98
基準枕　　　41, 42, 44, 46, 47, 68, 69,
　　76, 77, 83, 84
機能　　　17, 21
ギャッチアップ　　　82
90度座位姿勢　　　90
90度ルール　　　89, 94
仰臥位　　30, 40, 41, 42, 50, 60, 70,
　　72, 80, 85, 110
禁忌条件　　　10, 11, 17
筋力　　　7
クッション　　　89
車椅子　　　89
経済性　　　16, 17
傾斜つき枕
　　62, 63, 100, 106, 110, 112, 114
形状　　　16, 17, 19, 20, 21
血圧　　　3, 4
ゲル　　　35, 42, 43, 92
高機能マットレス　　62, 71, 79, 82

NPUAP分類　　　33
エルゴチェック　　　30, 40
円背　　　91
応力　　　17, 18, 50
OHスケール　　　3

拘縮
　　2, 4, 7, 33, 61, 62, 67, 70, 71, 75,
　　85, 86, 88, 98, 100, 104, 112,
　　118
拘縮位　　　78, 83
構造　　　17, 21
高反発性ウレタン
　　62, 67, 69, 71, 72, 74, 79, 82, 87
股関節拘縮　　　79, 80
股関節変形　　61, 62, 67, 70, 71, 75,
　　88
呼吸状態　　　7
骨突出　　　7, 33, 62, 71, 112
骨盤凌　　　88

さ行

座圧　　　92
座位　　　50
座位姿勢　　　89
サイズ　　　19
坐骨すわり　　　89
座面クッション　　　91, 92
座面クッションの選択　　　92
　　患者要因　　　92
　　素材　　　92
　　評価項目　　　92
30度側臥位　　40, 44, 60, 69, 98
四角枕　71, 72, 87, 106, 108, 112, 114
四肢拘縮　　　110
支持性　　　17, 19, 20, 21
膝蓋骨　　　88
失行　　　104, 106
湿潤　　　3, 4
失認　　　104, 106
自動運動　　　7, 82, 88, 110
手術室　　　75
手術用マットレス　　　75

除圧	14, 16, 17, 18, 20, 21, 26, 30, 79, 80, 88, 89, 107, 108	
褥瘡深達度分類	33	
褥瘡対策に関する診療計画書	3	
褥瘡対策未実施減算	3	
褥瘡対策未実施減算策	24, 29	
褥瘡発生危険圧	66, 89, 105	
褥瘡発生要因概念図	3	
褥瘡発生リスク	3, 4	
環境要因	3, 4	
状況要因	3, 4	
身体要因	3, 4	
寝床環境	10, 13, 16, 20, 30	
機能	13, 16	
構造	13, 16	
寝床気候	10	
身体アライメント	2	
ずれ	3, 4, 17, 18, 50, 58	
背上げ	50, 52, 82	
脊髄損傷	51	
脊柱	62, 71	
脊柱線	54, 55, 57, 63, 102	
背下げ	50, 52	
背抜き	51, 52, 54, 55, 56	
仙骨部	61, 62, 66, 67, 78, 79	
側臥位	30, 51	
側弯	62, 71	
素材	17, 18	
組織耐久性	3	
外的要因	3	
内的要因	3	

た行

体圧	30, 32
体圧分散式静止型マットレス	40
体圧分散寝具	6, 7, 13, 15, 16, 20, 21, 24, 27, 30, 32, 40, 61, 62, 70, 71, 87, 117
ウレタン	15, 21
エア	20, 21
機能	24, 30
ゲル	15, 21
構造	24, 30
支持性	15
体圧分散用具	26, 40
体位づけ	2, 4, 5, 40
体位変換	4, 7, 50
耐久性	17, 19
大転子部	74, 77
タオルケット	41, 43, 45, 47, 48
抱き枕	86
知覚	3
知覚レベル	12
腸骨端	61, 66, 67
長方形枕	62, 65, 71, 72, 79, 80, 81, 100, 101, 102, 106, 108
治療要件	17
低反発性ウレタン	33, 62, 67, 74, 87
臀筋	60, 61, 62, 71
天然ゴム	33
特殊ウレタンフォーム	75, 92
特殊ゲル	93
特殊タイプのマットレス	31

な行

日常生活自立度	4
年齢	3
脳梗塞	104, 110

は行

半腹臥位	85
ビーズ	41, 42, 44, 46, 47
尾骨部	89
膝屈曲度	78
膝拘縮	86
標準マットレス	62, 71, 79, 87
病的骨突出	3, 4
品質保証	18
ブーメラン型クッション	94
腹臥位	5, 85, 88, 119
浮腫	3, 4, 7, 10, 11, 17
プッシュ・アップ	92, 93, 95
船酔い現象	13
部分圧迫	66, 99, 105, 106, 114
ブレーデンスケール	3
分散	14, 16, 17, 18, 20, 21, 26, 30, 79, 80, 88, 89
ベースマットレス	117, 119
ヘッドアップ	59, 82
ヘッドダウン	82
ポケット	50
ポジショニング枕	6, 7, 16, 20, 21, 40, 61, 62, 67, 70, 71, 79, 87, 100, 107, 112, 116, 119
厚み	116
ウレタン	20, 21
形状	116
素材	116
ビーズ	20
綿	20
ポジション	119
ポリウレタン・チップ	42, 43, 45, 47, 48, 72, 79, 80, 81, 87, 88, 106, 112, 113

ま行

摩擦	3, 4, 17, 18
摩擦係数	21
マットレス	14, 16, 30
麻痺	2, 3, 4, 5, 7, 55, 70, 86, 110, 118
右側臥位	98, 100, 104, 106
蒸れ	17, 21
メンテナンス	17, 19

や行

痩せ	10, 11, 17, 30, 61, 67, 70, 74, 78, 82, 88, 93, 110, 112
横倒れ	91

ら行

リクライニングベッド	50
リクライニングポイント	58

リスクアセスメント	24
リハビリテーション	33, 82
ログロール	7, 115

わ行

脇拘縮	84, 112, 114

付属動画 DVD-VIDEO について

・本書の付属 DVD は DVD-VIDEO です．再生には DVD-VIDEO 対応の機器をご使用ください．DVD-VIDEO に対応したパソコンでもソフトウェア環境などにより，まれに再生できない場合がございますが，弊社での動作保証は致しかねますので，あらかじめご了承ください．
・この DVD に収録された動画の著作権は著者が保有しています．また，これらの動画の複製権は小社が保有しています．本 DVD の無断複製を禁じます．
・本 DVD の図書館での利用は館内閲覧にかぎるものとします．
・この DVD は日本以外の国で再生できません．
・この DVD をパソコンで再生される場合，以下の環境を推奨します．

● Windows
　DVD-Video プレーヤーソフトがインストールされた DVD-ROM ドライブ付 PC
　OS：Microsoft Windows XP
　CPU：Pentium III 700MHz 以上
　メモリ：256MB 以上

● Macintosh
　Apple DVD Player のインストールされた DVD-ROM ドライブ付 iMac 以上
　OS：Mac OS 9.2～10.3
　CPU：PowerPC G4 以上
　メモリ：128MB 以上

　Microsoft，Windows は米国 Microsoft Corporation の米国及びその他の国における登録商標です．
　Macintosh，Mac OS は米国 Apple Computer, Inc の米国及びその他の国における登録商標です．

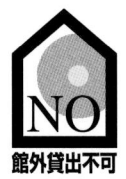

中山書店の出版物に関する情報は，小社サポートページを御覧ください．
http://www.nakayamashoten.jp/support.html

【館外貸出不可】
本書に付属のDVD-VIDEOは，図書館およびそれに準ずる施設において，館外へ貸し出すことはできません．

動画でわかる　褥瘡予防のためのポジショニング

2006年 9 月11日	初版第 1 刷発行
2006年10月10日	第 2 刷発行
2006年11月30日	第 3 刷発行
2008年 3 月25日	第 4 刷発行
2008年 4 月25日	第 5 刷発行
2009年 3 月10日	第 6 刷発行
2010年 8 月10日	第 7 刷発行
2011年10月20日	第 8 刷発行
2013年 7 月31日	第 9 刷発行
2014年 8 月25日	第10 刷発行
2017年 6 月16日	第11 刷発行

編　著 ……………… 田中マキ子
発行者 ……………… 平田　直
発行所 ……………… 株式会社　中山書店
　　　　　　　　　　〒112-0006　東京都文京区小日向4-2-6
　　　　　　　　　　TEL 03-3813-1100（代表）
　　　　　　　　　　振替 00130-5-196565
　　　　　　　　　　http://www.nakayamashoten.co.jp

DTP・印刷 ………… 株式会社　トライ

© 2006 Nakayama Shoten Co.,Ltd. Printed in Japan
ISBN 978-4-521-60401-5

・本書の複製権・上映権・譲渡権・公衆送信権（送信可能化権を含む）は株式会社中山書店が保有します．
・[JCOPY]〈（社）出版者著作権管理機構　委託出版物〉
本書の無断複写は著作権法上での例外を除き禁じられています．複写される場合は，そのつど事前に，（社）出版者著作権管理機構（電話 03-3513-6969，FAX 03-3513-6979，e-mail : info@jcopy.or.jp）の許諾を得てください．

本書をスキャン・デジタルデータ化するなどの複製を無許諾で行う行為は，著作権法上での限られた例外（「私的使用のための複製」など）を除き著作権法違反となります．なお，大学・病院・企業などにおいて，内部的に業務上使用する目的で上記の行為を行うことは，私的使用には該当せず違法です．また私的使用のためであっても，代行業者等の第三者に依頼して使用する本人以外の者が上記の行為を行うことは違法です．

ポジショニング学に関する初めての教科書．
この1冊で，ポジショニングのすべてがわかる！

ポジショニング学
体位管理の基礎と実践

監修●田中マキ子（山口県立大学看護栄養学部教授）
編集●市岡 滋（埼玉医科大学形成外科教授）
　　　廣瀬秀行（国立障害者リハビリテーションセンター研究所 福祉機器開発部高齢障害者福祉機器研究室長）
　　　栁井幸恵（綜合病院山口赤十字病院 皮膚・排泄ケア認定看護師）

B5判／4色刷／320頁
定価（本体4,700円＋税）
ISBN978-4-521-73763-8

Contents

Chapter 1　ポジショニングとは
Chapter 2　ポジショニング及びその関連事項の歴史的考察
　1. 体位変換の変遷
　2. 体圧分散寝具の発展
　3. 車椅子クッションの変遷―利用者ニーズからみた発展と課題
　4. キネステティクの歴史―その考え方と実践方法の変遷
Chapter 3　ポジショニングの基本となる知識
　1. 臥位のポジショニングの考え方
　2. 座位のポジショニングの考え方
　3. 体圧分散寝具・ポジショニングピロー・車椅子クッションの理解
Chapter 4　ポジショニングの実践方法
　1. 身体の構造評価と動かし方
　2. 臥位のポジショニング方法
　3. 座位のポジショニング方法
Chapter 5　手術室における患者のポジショニング
　1. 手術室ポジショニングの現状と課題
　2. 手術室ポジショニングの総論・原則
　3. 手術室のポジショニングに使われる用具・器具
　4. ポジショニングの実際
　5. 小児患者の手術ポジショニング
　6. 巨大体重患者の手術ポジショニング
　7. 手術ポジショニングにおける体圧測定の意義とエビデンス
Appendix　周手術期皮膚障害について―手術室におけるポジショニングを語る前に
Chapter 6　症状別ポジショニング
　1. 臥位のポジショニング
　2. 座位のポジショニング
Chapter 7　在宅における患者のポジショニング
　1. 在宅におけるポジショニングの課題
　2. 在宅でのポジショニングの実際
ポジショニングに関するQ&A●基本編／マネジメント編／手術患者編
付録●物品一覧／車椅子体圧データ
Column●目からうろこの体圧分散寝具／さまざまな場面で使えるポジショニング手袋／ポジショニングピローの材質の違いによる使用感の差／体験は，大事!!

中山書店のポジショニング好評書籍

これで安心！症状・状況別
ポジショニングガイド

編集●田中マキ子（山口県立大学看護栄養学部）
　　　栁井幸恵（綜合病院山口赤十字病院）
AB判／4色刷／180頁／定価（本体3,000円＋税）　ISBN978-4-521-73539-9

wocナースが実践！必ず見つかる
ポジショニングのコツ

編集●田中マキ子（山口県立大学看護栄養学部）
　　　栁井幸恵（綜合病院山口赤十字病院）
AB判／4色刷／116頁／定価（本体2,800円＋税）　ISBN978-4-521-73389-0

動画でわかる
手術患者のポジショニング

編著●田中マキ子（山口県立大学看護栄養学部）
　　　中村義徳（天理よろず相談所在宅世話どりセンター）
B5変型判／4色刷／120頁／DVD（50分）／定価（本体3,800円＋税）
ISBN978-4-521-60501-2

らくらく＆シンプル
ポジショニング

著●田中マキ子（山口県立大学看護栄養学部）
AB判／4色刷／148頁／定価（本体2,800円＋税）　ISBN978-4-521-73267-1

在宅ケアに活かせる
褥瘡予防のためのポジショニング
やさしい動きと姿勢の作り方

編著●田中マキ子（山口県立大学看護栄養学部）
　　　下元佳子（生き活きサポートセンターうえるば高知）
AB判／4色刷／136頁／定価（本体2,600円＋税）　ISBN978-4-521-73172-8

動画でわかる
褥瘡予防のためのポジショニング

編著●田中マキ子（山口県立大学看護栄養学部）
B5変型判／4色刷／120頁／DVD（50分）／定価（本体3,700円＋税）
ISBN978-4-521-60401-5

中山書店　〒112-0006　東京都文京区小日向4-2-6　TEL 03-3813-1100　FAX 03-3816-1015
https://www.nakayamashoten.jp/

適切でないケアが「動けない体（廃用症候群・褥瘡・拘縮）」をつくっている！

モーションエイド
姿勢・動作の援助理論と実践法

著◉**下元佳子**
（生き活きサポートセンターうぇるば高知／
ナチュラル・ハートフルケアネットワーク）

動作介助と姿勢・体位管理（ポジショニング・シーティング）について，その基本理論と実践方法を，『生活場面』に準じた形で，写真・イラストを多用しながら解説．理学療法士等のリハ専門職，看護職，介護職等，高齢者医療・ケアにかかわる専門職者が，それぞれのレベルで学べる構成になっている．

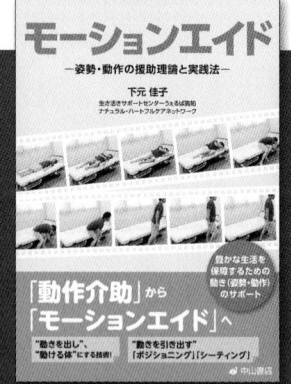

B5判／並製／4色刷／160頁
定価（本体3,200円＋税）
ISBN978-4-521-74262-5

本書の特徴

▶ 単に機能の獲得を目的とするのではない，日常生活動作や生き方につながる動作・姿勢の援助の考え方とその手法について具体的に解説

▶ 身体の「支える場所」「動きを出す場所」を基本とした動き・姿勢の介助法の解説は，シンプルかつ明快でとらえやすい

▶ 動き・姿勢の具体的な手法について，写真やイラストを多く用いてわかりやすく解説

CONTENTS

1章 モーションエイドのエッセンス

「考える人」はなぜ考えられるのか
はじめに：人をケアするということ
動きをどのようにとらえるか
動作介助を行う目的
「引き出す」能力は潜在あるいは残存している
「自然な動き」を理解する
24時間の生活動作とモーションエイド

2章 姿勢と動作を理解するための基礎知識

身体の不安定さは，何によって引き起こされるのか
人の身体の仕組みを理解する
臥位姿勢における姿勢管理のポイント
身体の傾きが及ぼす影響
不安定な30度側臥位
座位姿勢における姿勢管理のポイント
自然な動きを導く

3章 生活を支えるモーションエイド

〈基本の姿勢・基本の動作〉
〈食事のためのモーションエイド〉
〈排泄のためのモーションエイド〉
〈入浴のためのモーションエイド〉
〈睡眠のためのモーションエイド〉

中山書店 〒112-0006 東京都文京区小日向4-2-6　TEL 03-3813-1100　FAX 03-3816-1015
https://www.nakayamashoten.jp/

人の手に頼らない 睡眠を妨げない
患者と創に優しいこれからの体位変換

新しい体位変換
不適切なケアが褥瘡を悪くする!

著●**大浦武彦**（北海道大学名誉教授, 褥瘡・創傷治癒研究所所長）

B5判／4色刷／185頁
定価（本体3,200円＋税）
ISBN978-4-521-73764-5

Contents

Chapter 1　「体位変換」の意義を再考する
1. 体位変換の意味と意義—体位変換は静的外力を排除するが動的外力を加える—
2. 褥瘡の創のアセスメントと外力の影響

Chapter 2　創への影響（動的外力の排除）に配慮した体位変換の方法とそのエビデンス
1. 創に優しい「人の手による」体位変換
2. 自動体位変換マットレス（人の手による体位変換"なし"）の検討—オスカー®—

Chapter 3　褥瘡治療に必要な知識と手法
1. 新しい局所治療法
2. 陰圧療法とメッシュ植皮（動的外力を完全排除する！）
* 遊離植皮術と陰圧療法をめぐる謎
3. デブリードメント
4. 知っておきたい褥瘡治療・ケア用品

Chapter 4　ケースが教える悪化のサイン・軽快のサイン
1. 深い褥瘡の治癒期間
2. ケース紹介
　［凡例］褥瘡の模式図（シェーマ）のみかた
- 思い切った褥瘡ケアが, 超難物褥瘡を短期間に完治させたケース
- 自動体位変換マットレスとアルファプラ ウェルピー®で治したケース
- 尾骨・仙骨部に深い褥瘡のあるケース
- 比較的早く治癒した踵にできた褥瘡のケース
- 治療・ケアの修正で改善した仙骨部の褥瘡のケース
- 創に優しい体位変換とフィブラスト®スプレー, スキンキュアパッド®の使用で治癒したケース
- 難治性褥瘡の典型である裂隙を治癒したケース

ほか, 計14のケースを収載

大好評！大浦武彦氏の褥瘡関連書籍

褥瘡のすべて ケアのエッセンスがわかる
創を立体的にとらえ チームでなおす褥瘡ケア
あなたが行う体位変換は褥瘡を悪化させていないか
B5判／4色刷／208頁／定価（本体3,200円＋税）　ISBN978-4-521-73390-6

創面に表れた情報を正しく解析することがよりよいケアに結びつく
見て・考える 褥瘡ケア 創面をみればすべてがわかる
ここで差がつくテクニック
B5判／4色刷／160頁／定価（本体3,000円＋税）　ISBN978-4-521-73268-8

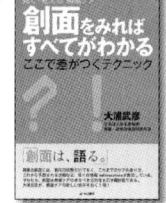

中山書店　〒112-0006　東京都文京区小日向4-2-6　TEL 03-3813-1100　FAX 03-3816-1015
https://www.nakayamashoten.jp/

体位変換は場合によっては有害!?
間違いだらけの 褥瘡・フットケア
変容する創傷管理の常識

編集●**宮地良樹**（京都大学大学院医学研究科皮膚科学）

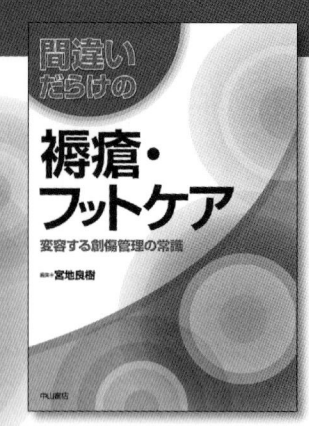

ISBN978-4-521-73972-4
B5判／4色刷／240頁
定価（本体4,000円＋税）

褥瘡・フットケアに関わる全医療スタッフ必携の書！

Contents

I 褥瘡
まず創面をよく診る／褥瘡を治すためにはまず創面環境整備が必要／創面は乾かさず湿らせて治すのが鉄則／治療薬は外用薬だけではない／外用薬混合の工夫／体位変換は諸刃の剣／創傷に消毒剤を使うか？使うべきでないか？／褥瘡好発部位にみられる潰瘍は褥瘡ばかりではない／栄養管理なくして褥瘡治癒なし／新しい治療ツール「陰圧閉鎖療法」／医療行為で起こる褥瘡／Topics DTIとは何か？／褥瘡リスクアセスメントツール／DESIGN-R®／皮膚の浸軟への対応／体圧分散とポジショニング

II 糖尿病フットケア
糖尿病フットケアの重要性を知る／これが糖尿病性足病変の皮膚科的治療とフットケア／これが糖尿病性足病変の形成外科的フットケア／糖尿病性足病変の血管外科治療のトレンド

III 下腿潰瘍
下腿潰瘍の原因はうっ滞だけではない／血流管理なしに下腿潰瘍は治らない／予防管理・圧迫療法の重要性

■ 付録
代表的な体圧分散マットレス

Sample page

近年大きく変化した褥瘡・フットケアの「常識」を取り上げた

付録に各社の代表的な体圧分散マットレスを収載

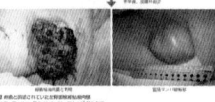

創傷管理の「新常識」を，豊富な写真・図によりわかりやすく解説

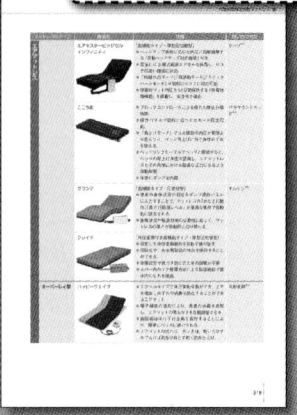

中山書店 〒112-0006 東京都文京区小日向4-2-6　TEL 03-3813-1100　FAX 03-3816-1015
https://www.nakayamashoten.jp/

Atlas of Modern Dermatology

"見ればわかる！"
明日の皮膚病診療を変える
「あたらしい」アトラス集！

あたらしい皮膚病診療アトラス

表紙裏の"キラキラ加工の3D模式図"で理解ポイントが一目瞭然！

著●清水 宏
（北海道大学医学部皮膚科教授）

B5判／上製／308頁
定価（本体9,800円＋税）
ISBN978-4-521-74261-8

内容見本

リアルな皮疹の3D模式図．各皮疹の成り立ちについて，理解を深めることができる！

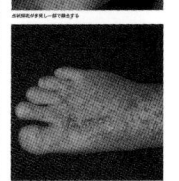

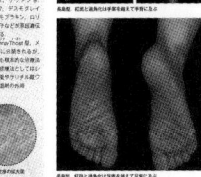

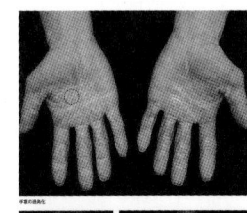

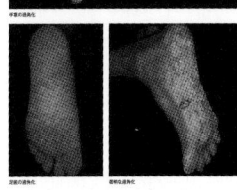

疾患の特徴，診断，治療について簡潔な文章．診療の合間に読める！

迫力ある大きな臨床写真．患者説明にも使える"見ればわかる"一冊！

中山書店　〒112-0006 東京都文京区小日向4-2-6　TEL 03-3813-1100　FAX 03-3816-1015
https://www.nakayamashoten.jp/

ケアマニュアルシリーズ

ケアマニュアルシリーズに新刊登場！

- 看護の流れがわかる病態関連図つき
- 「見て」理解できるよう図表を多用した解説
- 看護に求められる知識とケアを網羅

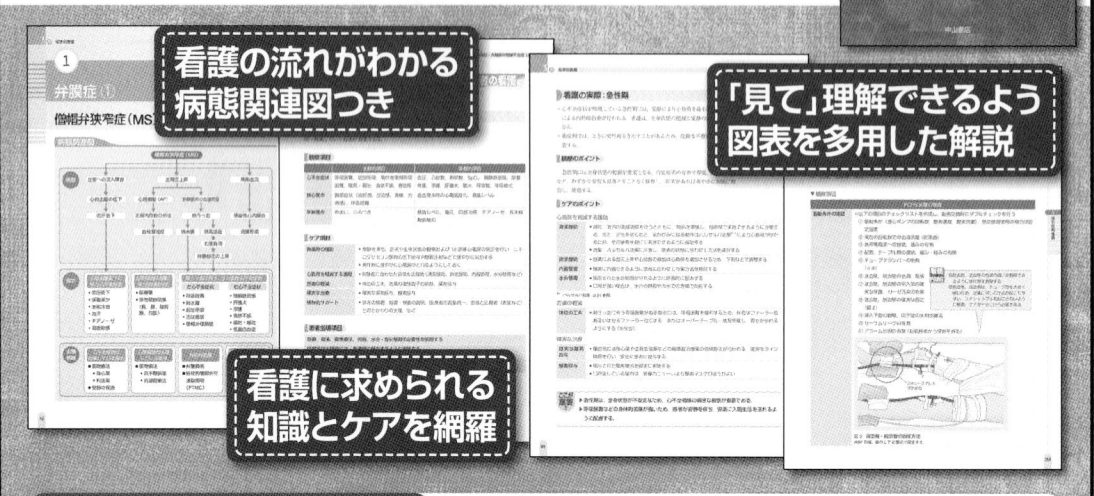

循環器看護ケアマニュアル 第2版
- 編　集●伊藤文代（国立循環器病研究センター看護部長）
- 医学監修●内藤博昭（国立循環器病研究センター病院長）
- B5判／4色刷／368頁／定価（本体4,500円＋税）
- ISBN978-4-521-73765-2

呼吸器看護ケアマニュアル
- 編　集●石原英樹（大阪府立呼吸器・アレルギー医療センター呼吸器内科主任部長）
- 竹川幸恵（大阪府立呼吸器・アレルギー医療センター慢性疾患看護専門看護師）
- 山川幸枝（大阪府立呼吸器・アレルギー医療センターがん看護専門看護師）
- B5判／4色刷／320頁／定価（本体4,600円＋税）　ISBN978-4-521-73980-9

消化器看護ケアマニュアル
- 編　集●渡邊五朗（虎の門病院副院長　消化器外科部長）
- 宗村美江子（虎の門病院副院長　看護部長）
- B5判／4色刷／304頁／定価（本体4,600円＋税）
- ISBN978-4-521-73971-7

透析看護ケアマニュアル
- 編　集●川野良子（東京女子医科大学統括看護部長）
- 大橋信子（東京女子医科大学病院看護師長）
- 医学監修●秋葉　隆（東京女子医科大学腎臓病総合医療センター血液浄化療法科教授）
- B5判／4色刷／336頁／定価（本体4,600円＋税）　ISBN978-4-521-73970-0

脳卒中看護ケアマニュアル
- 編　集●伊藤文代（国立循環器病研究センター看護部長）
- 医学監修●峰松一夫（国立循環器病研究センター副院長）
- B5判／4色刷／336頁／定価（本体4,600円＋税）
- ISBN978-4-521-74296-0

小児看護ケアマニュアル
- 編　集●国立成育医療研究センター看護部
- 医学監修●五十嵐隆（国立成育医療研究センター理事長）
- B5判／4色刷／376頁／定価（本体4,600円＋税）
- ISBN978-4-521-74297-7

中山書店　〒112-0006　東京都文京区小日向4-2-6　TEL 03-3813-1100　FAX 03-3816-1015
https://www.nakayamashoten.jp/